病院を守れ！ 存在こそ最大の使命

今日の患者トラブル、対応とリスク管理の心得

虎の門病院 事務次長
北澤 将 著

経営書院

目　次

はじめに　病院トラブルの現状 ……………………………………… 1

第1部　クレーム対応の基本

1　現在のクレーム対応〜背景と対応準備を考える〜 …………… 11
2　クレーム対応のコミュニケーション ………………………… 18
3　クレーム対応の判断基準を明確にしておく ………………… 25

第2部　ケーススタディで見るトラブル対応

1　文書の要求 ……………………………………………………… 35
2　電子メールが生み出す「顔の見えない世界」 ……………… 39
3　土下座〜ドラマだけにして〜 ………………………………… 44
4　療養の指示に従わない付き添いの妻 ………………………… 51
5　採血トラブル …………………………………………………… 57
6　入院案内パンフレット ………………………………………… 64
7　診察記録を削除せよ …………………………………………… 71
8　初診になりますが ……………………………………………… 76
9　入院はヒミツで ………………………………………………… 82

Column

切腹 ………………………………………………………………… 50
日独保険制度 ……………………………………………………… 81
子孫に美田を残さず ……………………………………………… 87

— i —

第3部　案件の示談・交渉・補償

1　交渉の難しさ ………………………………………………… 91
2　交渉の原則　医療「交渉」 ………………………………… 97
3　電子カルテ開示～医療クラウド時代・記述は大丈夫か？～ … 105
4　医師賠償責任保険 …………………………………………… 111
5　第三者機関による死因究明 ………………………………… 117
6　医薬品副作用被害救済制度 ………………………………… 123

COLUMN

解剖事始め　玄白以前 ………………………………………… 122

第4部　さまざまなトラブル

1　健康食品との軋轢 …………………………………………… 133
2　診断書　書かないわけには ………………………………… 139
3　VIP …………………………………………………………… 145
4　個人情報　漏えい後 ………………………………………… 150
5　ソーシャルメディアへの書き込み ………………………… 157
6　紙カルテの廃棄 ……………………………………………… 163
7　身元不明者の死亡 …………………………………………… 169
8　在宅死亡の診断書 …………………………………………… 175
9　運転を続けても？ …………………………………………… 180
10　院内自殺（Part 1）～現状として：規模・理由・手段～ … 186
11　院内自殺への対応（Part 2）～発生後の対処～ ………… 192
12　自己判断による治療中止 …………………………………… 199
13　来院の中止～異常値の場合～ ……………………………… 206
14　無断離院 ……………………………………………………… 212
15　完全禁煙考 …………………………………………………… 218
16　未成年者の同意～いくつからが大人？ …………………… 223
17　麻薬にかかわる問題 ………………………………………… 228

18	確定申告　差額室料の怪	234
19	償還　実は下がっている？	241
20	免許登録	246
21	保険証確認　資格関係誤り	252
22	施設基準　事後賞罰時代のリスクとプログラムカスタマイズ	258
23	新旧病名と係数	264

Column

「捨てる技術」と超整理法考	168
尿診断と瀉血	211
たばこと人間	222
麻薬と戦争とアメリカ	233
他人と寝起きを共にする	240
医師免許制度	251
オバマケア	257

おわりに　269

図表・別紙目次

第2部　ケーススタディで見るトラブル対応

図1	文書化のハードル	36
別紙1	診療内容説明に関しまして	41
別紙2	お客様対応部門におけるEメール対応	43
別紙3	内容証明	54
別紙4	退院後送付した内容	56
別紙5	採血合併症に対する部内フロー	62
別紙6	ホームページの「個人情報に関する訂正・追加・削除請求書」	74
別紙7	病院の初診に関する質問主意書	77
別紙8	議員質問に対する回答	78
別紙9	平成17年国政モニター「お答えします」より	80

第3部　案件の示談・交渉・補償

表1	賠償の算出基準	99
表2	問題となる記載例	108
図1	医師賠償責任保険利用の流れ	114
表3	戦後日本の主な薬剤被害	124
表4	給付の種類と請求	125

第4部　さまざまなトラブル

図1	健康食品の分類	134
表1	現在の協会認定システム	141
図2	VIP患者　カルテロック対応手順	148
図3	VIP患者　パスワード設定連絡票	149
別紙1	情報漏えいに対する罰則について	151
図4	漏えい原因比率　2012年度	153
別紙2	損害賠償金・ブランドプロテクト費用・年間保険料	155
図5	削除依頼	161
表2	保管カルテの利用頻度検証結果	166
図6	東京23区内で自宅で死亡した65歳以上一人暮らしの者	170

図7	身元不明者の葬祭扶助	173
図8	生活保護による葬祭扶助	174
図9	区部の死亡者数に対する検案と解剖の割合＆死因の種類別の割合および主要死因	177
図10	申請による運転免許の取消件数の年別推移＆運転経歴証明書交付件数の年別推移	181
表3	平成25年度末　年齢別、男女別運転免許保有者数の構成率	181
図11	一定の病気に係る臨時適性検査の件数	183
図12	自殺者数の推移	187
図13	平成22年自殺者原因・動機特定者別自殺者数	188
表4	身体疾患以外の自殺の危険因子	189
表5	院内で自殺が多発する場所の種類と対策	190
図14	司法・警察による区分	193
図15	異状死体検視の取り扱い	194
別紙3	免責証書	201
図16	厚労省平成23年受療行動調査「不満を感じたことがある」	207
図17	当院における診察前検査オーダーの推移	208
表6	医師への報告記録	209
図18	離院対策	214
別紙4	虎の門病院「無断離院発生時」対応マニュアル	215
図19	主な出火原因別の出火件数（平成23年中）	220
図20	入院患者敷地内喫煙発見時の対応フロー	221
表7	主要国の各種法定年齢	223
別紙5	未成年者に対する同意取得：指摘①	224
別紙6	未成年者に対する同意取得：指摘②	225
表8	成人年齢へのさまざまな考え	226
表9	WHOによる依存性薬物の分類	229
表10	薬物4法と規制対象	231
別紙7	特別療養環境室の差額室料に関する質問（一部）	235
表11	医療費控除における差額室料の扱い	237
表12	医療費控除の対象となる室料差額の整理	237
表13	経過措置対象　特定保険医療材料償還価格（一部）	241
表14	保険医療材料制度の変遷	242
表15	基準材料価格の算定・再算定方式	244

図21	国家試験合格後の登録フロー	249
表16	保険医・保険薬剤師の登録申請のフロー	250
表17	国保被保険者構成の比較(参考.国民健康保険中央会HP)	253
図22	オンラインによる請求前資格管理の強化(支払基金HPより)	255
別紙8	「外来迅速検体検査加算」の仕様(当時)	261
図23	オーダー指示画面	262
表18	保険診療係数	264
表19	傷病名マスター　近年の整備状況	265
図24	病名更新とレセ電の対応	267

はじめに
病院トラブルの現状

■病院トラブルと事務管理者

　本書は、病院の事務管理者・コア事務職員の皆さんが、トラブルに遭遇した医療スタッフから相談を持ちかけられた場合に、手に取っていただくことを目的にしています。

■病院におけるトラブルの本質

多くのトラブル

　病院のトラブルといえば、医療訴訟と院内暴力がその代表格とされます。もちろん、医療訴訟も院内暴力も病院運営にとって大きなリスクです。しかし、現場で私たちを悩ます病院トラブルの多くは、訴訟や院内暴力ではありません。

　医療訴訟の多くは民事訴訟であり（明白な医療過誤の場合には、刑事訴訟に発展する恐れはある）、賠償額を巡り、双方で代理人（弁護士）を通したプロ同士の冷徹なやりとりが展開されます。賠償額を巡る争いですので、医師賠償責任保険（後述）加入によってある程度のリスクヘッジが可能です。一方の院内暴力は明らかな犯罪です。警察との連携を誤らなければ、適切な対応が可能です。院内暴力への備えとして警察OBの採用も広がりを見せています。

それでは、病院運営を妨げるリスクとは何でしょうか？

職員のモラルハザードや労働法上の諸問題など、人事労務管理上のリスクも数多くありますが、最大のリスクは顧客たる「患者さんの一部」との間に生じるトラブルです。数百人の見知らぬ人々が共同生活を営む病棟や、1日千人以上の人々が行き交う外来ではさまざまなトラブルが発生します。そしてこれらのトラブルの多くは、訴訟や暴力といったカテゴリーにあてはめられるものではありません。病院も他のさまざまな業界同様、事業を行う以上、ときには難しいトラブルも避けられません。トラブルは社会を映す鏡であって、それぞれの患者さんには個々の要求や期待があります。一律に「モンスターペイシェント」とレッテルを張って、自己憐憫に浸っていても解決になりません。

要求の多様化

今日、個人の価値観は多様化し、安全神話と相まって医療への期待値は上昇の一方です。患者さんはそれぞれ異なる価値観によって、自分は正当と考え、真剣に申し立ててきます。そこには自分が「言いがかりをつけている」といった意識はありません。

私が病院に採用された当時（20数年前）、声を荒らげる威勢のいい患者さんは多かったものの、一部の要注意者以外の多くの患者さんは皆、静かなものでした。病院に何らかの申し立てをされることはまれで、皆何も言わず病院を利用されたものでした。その後、嵐のような90年代の医療バッシングを経て、今日では「普通の人が普通にクレームを言う」成熟した時代になったのです。

もちろん、患者さんが各々の価値観に基づいた要求をされることは、当然の権利です。しかし、なかには荒唐無稽なものや、どう考えても無理難題といった要求が多く寄せられます。すべての要望を受け入れることはできないため、拒絶せざるを得ない難しい対応が著しく増加しています。

どうすればよいか

　トラブルの多くはこうした多様な要求と、病院機能の摩擦から生じる、いわば「分かり合えない」時代のトラブルです。多様な要求は、一律にハードクレーム・ソフトクレームという分類は難しく、病院の対応も相応の変化を遂げる必要に迫られています。病院はそれでも医療を毎日安定して供給しなければなりません。有用な対策は、同様事例の経験と問題分野に関する社会状況の理解です。それぞれのトラブルに対する知識とノウハウの集積（ナレッジ）が、病院側に不可欠になったのです。

■現代の状況

（1）ノーリスク・ハイリターンを求める風潮

　リスクとは「不確実性に伴う危険」、または「損害の発生する可能性」であり、当然、好ましいものではありません。

　しかし、リスクを取っても余りある他の"利益"を得て、社会は便利になったのもまた事実であり、リスクと利益は不可分です。したがって、リスクは簡単に避けて通ることはできません（リスクマネジメントの世界では「リスクを管理し、最小化する」ことを目的とし、「絶対安全（リスクゼロ）はあり得ない」とされます）。

　一方の現実社会では、何よりも安心・安全を求める風潮が加速しています。企業は、経営の表向きのキーワードを、経済合理性の追求から安全・安心・環境・遵法・社会貢献にシフトしました。そして社会は企業に対し「安全と安心の提供・法律と環境の遵守、個人の権利・プライバシーへの不可侵」を要求するようになったのです。こうした変化への対応を誤った結果、存続の危機に立たされる企業が続出しています。

「最新の科学技術による利益は享受したい。しかし何らかの事故があった場合、社会に不安を与えた企業は追及されて然るべきである。真実を隠蔽し、知らない間に社会にリスクにさらすことは許されない」として、企業の責任を追及する時代が到来しています。医療にも当然、こうした考えが影響を及ぼしています。

(2) 団塊世代の高齢化

① 「高齢者」は今までの老人ではない

申し上げるまでもなく、65歳以上の高齢者はここ数年で激増しています。都内でも、2000年の約191万人（人口の15.8％）から2015年には316万人（24.2％）に増える見通しです。

これからの高齢者は、先の大戦を体験された戦前戦中生まれではなく、戦後経済・文化の主役を担ってきた「団塊の世代」が多くの割合を占めます。姜尚中氏は「老人とは分別があり、老成していて、枯淡な存在であるというイメージは、現代においては、ほとんど崩れつつあると言えるでしょう」（『悩む力』（P163：分別のない老人ばかりになる）：集英社新書）と述べています。現代の高齢者がエネルギッシュで達観していないとの指摘に、同感される方も多いのではないでしょうか。

② 大きな影響

団塊世代は戦後日本の世相に大きな影響を与えてきました。社会・経済は、団塊世代の動向によって左右されているかのようにみえます。世論を形づくる重要な要素が"数"とすれば、団塊世代は今後も世論に大きな影響を及ぼすでしょう。

③ 当然である権利主張

安全を求める権利／知らされる権利／選択する権利／意見を聞いてもらう権利。今日、当たり前とされる4つの消費者権利は、ケネディ大統領の提唱（1962年）が始まりです。1960年代に思春期を過ごした

これからの高齢者にとっては、消費者権利の主張は当然です。

　昨今の食品への異物混入報道における専門家のコメントは「消費者はクレームをどんどん言うべき。なぜならクレームは商品の質を高め、価値を向上させる企業にとっての宝なのだから」というものでした。これを医療に適用させると「患者さんからの訴えは、病院にとって貴重な情報である。病院は、クレームを医療の質の向上に結びつけなければならない」。これが今日のスタンダードなクレーム感だと思います。

④　負担の増加

　一方で、少子高齢化により、高齢者もこれまでの手厚い社会保障はもはや期待できなくなりつつあります。国保の高齢者加入割合は2020年にピークを迎えますが、65歳から74歳の割合が同年度には4割に迫る見通しで、現在すでに国保のほぼ半数が赤字となっています。

　地域社会や終身雇用の崩壊も相まって社会全体の「健康リスクの社会から個人への移転」が進んでいます。「少し前の老人は無料だったのに、自分たちがいざ医療が必要な年齢になったら負担増か」という現実。医療現場への不満になって表出しないと言えるでしょうか。

（3）　医療のリスク―新技術と日常的治療

　医療トラブルの要因の一つであるアクシデントは、どのような状況で発生しているのでしょう。

　日本医療機能評価機構の発表する医療安全情報を俯瞰すると、大手術ではなく、日常的治療（処置、投薬、注射等）にこそリスクが潜んでいることに改めて気づかされます（別図）。そして、日常的治療が、今日いかに複雑かを改めて認識することになります。

（4）　日常的治療を必要とする患者さんの増加

　高齢化に伴い、治療必要度が高い患者さんは、今後も増加が見込まれます。一方で、社会の感覚は「手術＝リスクは高い、服薬や処置・検査など＝リスクは低い」といったもので、日常的治療にも多くのリ

スクが潜んでいることを知る医療者とは乖離があります。日常的治療の結果が芳しくない場合、「当然、安全に行われるべき治療が、安全に行われていなかったのではないか」とイメージされ、トラブルになります。

　新しい治療は医学の進歩とともに開発されたものであり、効果もより大きく、痛みや治療時間などの患者負担も軽いと説明されています。そのため、患者さんの期待値も大きくなりがちで、トラブルがあった場合、失望は怒りに変わります。

今日のトラブルの類型

　これら３つの要素（①ノーリスクを求める社会、②新しい老人層の急増、③日常的治療の高度化・複雑化）から生み出される新しいトラブルは、次のように分類ができるのではないでしょうか。私たち事務管理者は、このような社会状況に備えることが求められています。

- 医療の不確実性に伴うもの
- IT・電子化に伴うもの
- 高齢化・独居・死に伴うもの
- 説明責任・自己決定に伴うもの
- 保険制度に伴うもの

　以降、第１部ではクレーム対応の基本部分を、第２部ではトラブルをケーススタディで考え、第３部では案件への対応を、そして第４部ではトラブルの類型ごとのケーススタディを行い、実例を交えながら対応を考えていきます。

　病院にはさまざまな医療職が勤務していますが、彼らは医療の専門家であり、社会一般的な問題解決を必ずしも得意とするわけではありません。トラブル解決にあたり、事務管理者がリスク管理部門として活躍するために、本書が少しでも役に立てば幸いです。

はじめに

別図　過去の医療安全情報（日本医療機能評価機構・医療安全情報より）

■過去の医療安全情報

2014年
- No.97：肺炎球菌ワクチンの製剤の選択間違い
- No.96：インスリン注入器の取り違え
- No.95：セントラルモニタの送信機の電池切れ
- No.94：★ＭＲＩ検査室への磁性体（金属製品など）の持ち込み（第2報）
- No.93：腫瘍用薬のレジメンの登録間違い
- No.92：人工呼吸器の配管の接続忘れ
- No.91：2006年から2012年に提供した医療安全情報
- No.90：★はさみによるカテーテル・チューブの誤った切断
- No.89：シリンジポンプの取り違え
- No.88：2013年に提供した医療安全情報
- No.87：★足浴やシャワー浴時の熱傷
- No.86：★禁忌薬剤の投与

2013年
- No.85：★移動時のドレーン・チューブ類の偶発的な抜去
- No.84：誤った処方の不十分な確認
- No.83：脳脊髄液ドレナージ回路を開放する際の誤り
- No.82：★ＰＴＰシートの誤飲（第2報）
- No.81：★ベッド操作時のサイドレール等のすき間への挟み込み
- No.80：★膀胱留置カテーテルによる尿道損傷
- No.79：2006年から2011年に提供した医療安全情報
- No.78：★持参薬を院内の処方に切り替える際の処方量間違い
- No.77：★ガベキサートメシル酸塩使用時の血管炎（第2報）
- No.76：2012年に提供した医療安全情報
- No.75：★輸液ポンプ等の流量と予定量の入力間違い
- No.74：手動式肺人工蘇生器の組み立て間違い

2012年
- No.73：放射線検査での患者取り違え
- No.72：★硬膜外腔に持続注入する薬剤の誤った接続
- No.71：病理診断報告書の確認忘れ
- No.70：手術中の光源コードの先端による熱傷
- No.69：★アレルギーのある食物の提供
- No.68：薬剤の取り違え（第2報）
- No.67：2006年から2010年に提供した医療安全情報
- No.66：インスリン含量の誤認（第2報）
- No.65：救急カートに配置された薬剤の取り違え
- No.64：2011年に提供した医療安全情報
- No.63：★画像診断報告書の確認不足
- No.62：★患者の体内に植込まれた医療機器の不十分な確認

2011年
- No.61：併用禁忌の薬剤の投与
- No.60：有効期間が過ぎた予防接種ワクチンの接種
- No.59：★電気メスペンシルの誤った取り扱いによる熱傷
- No.58：★皮下用ポート及びカテーテルの断裂
- No.57：★ＰＴＰシートの誤飲
- No.56：ＭＲＩ検査時の高周波電流のループによる熱傷
- No.55：2006年から2009年に提供した医療安全情報
- No.54：★体位変換時の気管・気管切開チューブの偶発的な抜去
- No.53：病理診断時の検体取り違え
- No.52：2010年に提供した医療安全情報
- No.51：★ワルファリンカリウムの内服状況や凝固機能の把握不足
- No.50：★手術部位の左右の取り違え（第2報）

★のタイトルについては、過去に類似事例発生

【参考文献】

『悩む力』姜　尚中　集英社新書
『昭和史　戦後編』半藤一利　平凡社ライブラリー
『団塊の世代』堺屋太一　文春文庫
『リスクの中に自由あり』上野治男　東京法令出版

第1部
クレーム対応の基本

1

現在のクレーム対応
～背景と対応準備を考える～

■クレームの背景とレビュー社会

　近年、企業に対する問い合わせや苦情は増加しており、2007年の1社当たり平均受付件数は、1999年の約2倍に上ります。さらに「商品やサービスの問題を企業などに申し出ることは、企業や世の中のためにもなると思う」と回答した人は40％以上に上りました。（日本経済新聞2010年2月15日夕刊）。また、5,000件以上を対象に、「いやな思いを何回したら苦情を申し立てるか」についてアンケートを実施したところ、「3回で申し出る」が最多を占めていたそうです（『苦情対応実践マニュアル』関根眞一　ダイヤモンド社）。

　苦情を言うことや企業へのアプローチに抵抗が薄れ、日本は「文句が言われやすい社会」になりつつあります。こうしたデータは「病院へのクレームの大半は、大声を上げる・暴力対応などの異常クレームではなく、正常クレームがその大半を占める」ことを表すものです。

　クレーム増加の要因の1つに、インターネット口コミサイトによるレビューの広がりがあります。レビューとは、①再調査、再検討、②批評記事、文芸・芸能などに関する評論の意味ですが、現在はネットに書き込まれた商品やサービスに対する利用者の生の声を意味します。

　今まで、消費者の判断基準は、主に口コミや雑誌などに限られていました。しかし、今日ではサービスや商品を利用したり購入する前に

レビューを読んで下調べ→感想や企業の対応を利用者個人がレビューに発信→ほかの利用者がレビューを見て次回の消費行動を決める、といった流れが加速しています。

　現在、旅行・映画・書籍・車などから病院も含め、個人向け市場のさまざまな分野でレビューが行われています。書き込みだけでなく、動画や書き込まれたレビューへの評価なども登場し、機能を競い合っているのが現状です。施設の料金やシステム・サービスを、事前にレビューを参考にして利用を決めることは、利用者からすれば「損をしたくない、より良いサービスを受けたい」という当然の要求です。一方、施設側からすれば、好印象のレビューの増加によって利用者を呼び込むことになり、利益を合致させています。

　しかし、ここに「期待値の上がりすぎ」、「価値基準の個人差」といった伏兵が潜んでいます。「私がレビューを参考に選んだ施設で、こんなふうに期待を裏切られるとは」と、期待値に及ばない場合は即苦情となり、マイナス評価が発信されます。現代社会はこのように、利用者のサービス・製品への評価が即反映する「文句を言われやすい社会」となって成熟を続けています。

　こうした社会背景に加えて、医療界では今後、「クレームが増加する時代の到来」が予想されます。1999年の患者取り違えにより医療事故報道が盛んになったことを皮切りに、2001年ごろより「患者さま」と呼ぶようになったことで、一方的な消費者意識が芽生え、「サービスされて当然」といった考えが出始めました。

　さらには2003年ごろから病院ランキング等の公表ブーム、2006年のセカンドオピニオン等の始まりにより権利意識が強まりました。そして2007年、1947〜1949年生まれの団塊の世代670万人の大量退職。670万人はいわば「もの言う世代」であり、クレームの増加は必至です。

■クレーム対応の目的

「文句を言われやすい社会」背景と「クレームが増加する時代」を前提にすると、「クレームを申し立てるのは特殊な人ではない」、「クレームを言われるのは当然」、すなわち「クレーム対応は必然の仕事」という認識が、改めて対応責任者に必要になります。したがって、必然の仕事としての「目的と成果」があると考え、ノウハウの習得が求められます。暗い気持ちで「怒っているので仕方なく対応する」ではなく、「目的を明確にして対応する」では、成果も違ってきます。クレーム対応には、大きく3つの目的があると思います。

① 顧客満足を達成し、サービスの質の向上に生かす

　　患者さんの生の声を聴き、誠意をもって対応することにより、顧客満足度を高めます。同時に、貴重な声を運営に生かし改善活動を行い、サービスの品質向上をする。このことが病院の姿勢を社会に示すことになり、社会から評価をいただき、病院の隆盛の糧になります。

② 不当なクレームには危機管理として対応し、平常時の病院運営を継続する

　　ごく一部の責任を放棄し権利だけを要求されるケースには、社会的常識と医療継続の視点からお断りすることも、クレーム対応の大切な一面です。不条理な申し出すべてに対応することは、病院の機能とモチベーションを低下させます。このような場合は非常時の危機管理として対応し、早急な問題解決により、病院運営の継続に努める必要があります。

③ 双方の貴重な時間を有効に活用する

　　患者さんがクレームの申し出をすることは、大変な労力と時間を費やしています。また、対応する現場スタッフの時間も同様で

す。双方がトラブル解決に手間取らないために、病院の機能と実情をよく理解した責任者対応が求められます。

当初、すべての申し出には、①の姿勢で臨むことが大切です。患者さんが正しいと思うことは千差万別であり、社会的な非常識も、クレームを申し出た患者さんにとっては当然の要求である場合があります。また、不当と思える要求も、それ自体は犯罪ではなく、不当な手段を用いた要求が犯罪です。まず十分に意見を聴き、公平かつ適切な判断を加えたうえで、その多くには真摯に誠意をもって対応することになります。判断によっては、②の対応を行います。

ここで、クレームに対応するうえでの事前準備について、具体的に考えてみたいと思います。クレーム対応時の心構え、事前準備等はどうあるべきでしょうか。

（1） 心の制御

クレーム対応に必要な能力に、心の知能指数（EQ）という考え方があります。小林作都子氏は、EQを3つに分かりやすく表現しています。

① 情動知覚と調整の能力―自分の感情を知り、適正な状態にコントロールする能力

② 他者の感情認知能力―相手の考えや気持ちを理解し、共感する能力

③ 対人関係能力―自分の考えや気持ちを適切かつ効果的に相手へ伝え、働きかける能力

3つの能力の向上が、クレーム対応にはとても重要な要素と説かれています（『その話し方がクレームを生む』小林作都子　日経ビジネス人文庫）。

① 情動知覚と調整の能力

自分の心の理解とコントロールができないと、怒り心頭の患者さん

の話を冷静に聴けません。常に平穏な気持ちでいるように努めること、そのためには自身の気持ちを客観視できることが求められます。

　振り返って、今日の自分の精神状況はどうでしょう。ほかの仕事で手いっぱい、また人間関係で悩んでいたりすると、無意識のうちに対応に現れてしまいます。以前、大変忙しいときに、些細なクレームに対応しましたが、寛容な気持ちで話を聴けず、結果として長い時間を要してしまいました。自分がどんな心理状況か、まず振り返ることの重要性はここにあります。日常業務の中でクレーム対応に割かれる時間を想定して、バッファー（緩衝帯）を最初から設け、仕事の多忙が精神の安定に影響しないよう工夫することが大切です。

　また、日頃よりクレーム対応に関する基礎知識を十分に身につけ、動揺しないためのバックボーンを持っていることも、精神の安定のための必須条件です。

② 患者の感情認知能力

　話の文脈によって変化する患者さんの表情・口調などから、クレームの申し出の真意を考えます。「怒りは第2の感情」と考えることで、怒りを冷静に見るようにします。患者さんやご家族は、私たち個人に対して怒っているのではありません。「本当は○○してほしかった‼」との思いが怒りになって表出しているのです。「○○だから怒っておられるのか」と視点を変えると、一緒に怒ってしまう・逆ギレなどの好ましくない展開を回避するのに有用です。

③ 対人関係能力

　聴く・話すは、とても大切なポイントです。別項で取り上げます。

　心の制御について取り上げましたが、クレームは待ったなしです。突如として発生するものであり、対応者の猶予を待たないことが多いのも実情です。また、危機管理は業務に優先して対応に当たらなければなりません。クレーム対応者には、常に過大なストレスが付いて回

ります。

　常日頃、要員のメンタル管理、適材適所の人員配置、日頃の教育・訓練、権限委譲等を考慮しながらの、組織としての取り組みが必要であることは言うまでもありません。

（2）　情報収集と先入観の罠

　私たちが対応する時点では、すでに第1対応者が怒鳴られ、さらに2次対応者から応援を求められた状況が予想されます。よくあるケースですが、「何回も同じことを言わせて火に油をそそぐ」事態を避ける工夫が必要です。

①　簡単なメモでもよいので、クレームの概要を把握する。

②　さらに対応者がどのような対応や説明を行ったかも確認する。
　　第1対応者との矛盾を指摘され、さらに不信を募らせることを回避する。

③　診療記録などから、これまでの治療履歴・病名や住所・社会的立場などをリサーチする。

　ここで肝心なのは、「先入観をもたない」ことです。「○○な人」と先入観で接触すると、否定的対応になりがちです。明らかに暴力団風の印象の人でも、申し出の内容はもっともな主張で病院の至らないことは明らかという場合や、名士のような人でも要求は矛盾し、自分だけの優遇を求めている場合も多いものです。問題の軽重を決めずに対応することが大切です。内容や患者さんの外見イメージから軽くみるとこじれてしまい、大変な労力を強いられることもあります。

　<u>→リサーチは十分に。先入観は捨てて公平に。</u>

　ここでは事前対策を中心に述べましたが、「何事も初回が大切」は、クレーム対応でこそ重要です。

【参考文献】
『苦情対応実践マニュアル』関根眞一著　ダイヤモンド社
『その話し方がクレームを生む』小林作都子著　日経ビジネス人文庫

2

クレーム対応のコミュニケーション

　クレームに対応するにあたり、欠かせないコミュニケーションについて、ことば＋非言語部分も含めて考えます。コミュニケーション練度を上げることで、トラブルがさらに炎上したり長期化する確率を必ず低くできます。

■クレーム対応～納得への要件

　クレームに対応するにあたり、「患者さんを説得する」、「患者さんに理解していただく」形での終了は難しいと痛感します。では、実際にクレームは、どのような形で終了するのでしょうか。

（1）　納得いく対案の提示があったのでよしとする。
（2）　納得できないが、「病院の対応に誠意があるので仕方がない」と許す。
（3）　これ以上、時間をかけても自分の利益にならないと判断する。
（4）　自分の申し出の間違いに気づく。

　患者さんが「これ以上、クレームの申し立てをやめよう」と判断する理由は、このように大きく「得か、損か（1）と（3）」、「（対応に

誠意を感じて）許す気持ち（2）」の2つに分かれます。（4）はあまり期待できず、メンツをかけてさらにこじれる場合もあります。

■共感と説明

　統計においても、人はクレームを申し出たとき、対応者に「誠意がある。態度がよい」ときに納得するといった結果が報告されています。この場合、誠意とは、話を聴く姿勢と正直な態度とされています（『苦情対応実践マニュアル』ダイヤモンド社）。このように、多くのクレームは「誠意＝話を聴く姿勢に対して許す」という心証（前記（2）のパターン）で終了すると言えます。

　（1）の代替案の提示は大切ですが、こちらに非がなく対案を示せない場合や、例外を認めて後に禍根を残す場合などは適用できません。「こちらは悪くないのに、なぜ誠意を示し、許してもらわないといけないのか」という考えは対応者の態度に表れ、対応に失敗します。患者さんが正しいと思うことは千差万別です。社会的な非常識も、患者さんにとっては当然の要求の場合もあります。（2）は、「自分とは異なる患者さんの考えに耳を傾け、共感を示しつつ、病院の対応を説明する」ことです。

■印象と対応者

　感情に対して矛盾したメッセージが発せられたときの人の受けとめ方について、相手の行動が他人に影響を及ぼす割合は、視覚情報（見た目、表現、しぐさ、視線）が55％で、聴覚情報（声の質・大小、イントネーション、早さ）が38％、言葉情報（言葉そのものの意味）は7％しかないといわれています。

クレームで患者さんと初めてお会いした場合も、会話ではなく、お互いの印象が今後の対応に大きく影響します。患者さんは初対面でしかも怒っているため、こちらのすべてをネガティブに観察しています。したがって、第一印象で「クレームを傾聴する態度と、このクレームに対する責任者であり信頼できること」を、挨拶や服装を活用し、表現する必要があります。

　例えば、自分がクレームを申し立てた場合、どのような対応者に納得感があるかを考えます。対応者は「場の支配力」ともいうべき存在感を放つことができればいちばんですが、なかなか身につくものではありません。豊富な知識と経験のつくり出す「胆力」ゆえで、経験と不断の努力が必要です。まずは、挨拶と服装など、第一印象に対する配慮から始めます。

■挨拶～患者さんへの敬意

　挨拶は、患者さんとの最初の重要なコミュニケーションです。挨拶がうまくいけば、相手への敬意が伝わります。

　患者さんが自分を視界に入れた時点で、丁寧にお辞儀をします。ゆっくりと低い声で、自分の姓名と役職・「患者さんのご意見をうかがい、対応する責任者であること」を申し上げます。続いて、相手の目を見てアイコンタクトをします（1秒から2秒とどめます）。これによって、「自分以外に申し立てをしても無効」であることの宣言にもなります。口ごもったり目線をそらすと、「くみしやすい」と思われます。

　名刺を渡す場合も、ビジネスマナーにのっとり失礼のないようにします。最初の振る舞いで、心証をつくられていることを忘れてはいけません。挨拶で悪い心証を持たれてしまうと、あとの展開にずっと影響します。「決定権のあること」を示し、「だらしない」という印象を

与えないことが肝心です。

■服装〜よい印象のために

だらしない職員・派手で鼻持ちならない職員などと、誤解されないように注意します。少しでもよい印象をつくるため、普段からの準備が必要です。

●プラスの心証アイテム

　グレーのスーツと主張の少ないネクタイの着用、黒い革靴、ネームプレートの着用、名刺入れやノートも相応なものを机の上に置く

●マイナスの心証アイテム

　高級腕時計、サンダル、過度なアクセサリー、無精ひげ、場にそぐわないヘアスタイル・ヘアカラー、派手なネイル、口臭など

■環境〜感情のゆりかご

対応する部屋が沈静や満足感に与える影響は無視できません。静かで清潔な部屋に通すようにします。患者さんを部屋に通す際に、出会う部署の職員にも軽く目礼に協力してもらいます。部屋では「議論する」感を出さないよう、なるべく患者さんと正対しないように、L字型に座ることが効果的です。

お茶を出すことに賛否がありますが、「遇された」感を伝え、沈静や雰囲気の改善に効果があります。ただし、熱いお茶や重い茶碗はぶつけられると危険です。

そして、鏡（怒る自分の発見）や花（おだやかな雰囲気）・時計（時間の経過の認識）をあらかじめ準備します。さらに緊急時用の避難扉・緊急通報ボタンがあると安心できます。こうした対応環境づくりを関

係職員が皆で準備して、職場全体でクレームに対応する意識を共有します。

■聴く〜真意は繰り返され、最後に

　クレーム以外でも、「話す」目的は「同意の獲得」です。「話を聴く」ことは、そのまま相手への共感を表すため、クレームでは、患者さんの申し出をまずすべて聴くことから始まります。「聴く」というと受動的に感じられますが、「どのように聴くか」は、患者さんの感情に直接影響し、雰囲気を大きく左右します。

　どの程度、話を聴けば十分かは個人差があるようで、話の文脈だけではなく、表情や声のトーンから十分に語り終えたのか、真意を汲み取ることが必要です。男性は要件を手短に切り上げて対案の提示をせかしがち、反対に、女性は傾聴を求める方が多いと感じます。患者さんがどちらのタイプなのか、見分けるように努めます。

　(私は、患者さんの話の先を読んですぐに答えを返してしまう癖があり、常に意識して傾聴するように心がけています)。それでも、無限に聴くこともできないため、相づちや質問・要約を織り交ぜて、語り尽くした満足感を得てもらうように工夫します。

　「繰り返し訴える点」(何回言及されたか、メモを取るとよく分かります)と、「最後」に真意が発言されることが多いので、語り尽くされるまで我慢強く傾聴します。

■相づちとうなずき

　黙って聴くだけでは、患者さんに「本当に聴いているのか」と疑われます。さらに、クレームでは患者さんが平常心を失っているため、

なおさら聴いていることを意図的に伝える必要があります。意識的に相づちとうなずきを交えながら、真剣な表情で聴き入ります。時計を見る、首をかしげる、といった否定したような態度は禁物です。こちらの聴く態度は鏡のように、話をする患者さんに反映しています。

さらにメモを取り、真剣な態度を強調します。何もメモしないと、意見を傾聴していないと誤解されます。立派なノートに書けば重要な案件であることを伝える効果があり、廃棄書類の裏に書きとめるようだと、軽んじられていると誤解されかねません（まれにメモを取ると怒る患者さんもいますが、「忘れないように書かせていただきます」と対応します）。ポイントは、「あなたのお話は大変貴重で、ないがしろにできない問題だと考えています」と、態度で伝えることです。

聴く時点では低い声で、相づち以外の言葉は極力、話さないようにします。話の内容によって対応できないものや先方の思い込みもありますが、「話を終わりまで聴くことと、対応する・対応しないは別」と考えるのがポイントです。この段階で判断をしないようにすれば、反論して話がこじれる事態を回避できます。まず聴くことで、患者さんを尊重していることを伝え、感情も受け止めます。そのうえで事実関係と、患者さんの考え方やクレームの背景を推察するよう努めます。

■質問～名字を交えて

勉強会や学会の発表を終えて質問がないと、なぜか満たされない感が残るときはないでしょうか。患者さんの訴えにも適切な質問を加えることで、①申し出内容の確認、②申し出に関心があるという姿勢を示し、満足させる効果があります。聴いている最中にも、質問事項をいくつか心中に用意して、ノートに書きとめて準備します。さらに質問に「○○さんが」と、名前を何回も繰り返すことで、個人への敬意

を示す効果が期待されます。

■「どうして？」で失敗

　ことクレームにおける質問では、「どうして」、「なぜ」は禁句のようです。私は以前「どうしてですか」と質問しがちでした。対応に同席した上司にアドバイスをいただき、その後「どうして」とは言わず、「○○さん、その辺りのいきさつをお話しくださいませんか」と言い換えることにしました。この辺の配慮など、やはり年長者から学ぶべきことが多いと痛感します。

　質問のやりとりでも、うなずきと相づちで、さらに傾聴の姿勢を見せて聴き取りを進めましょう。さらに申し出内容を要約することで、「伝わった」感を満たすようにします。

【参考文献】
『苦情対応実践マニュアル』（関根眞一著　ダイヤモンド社）
『その話し方がクレームを生む』（小林作都子著　日経ビジネス人文庫）
『公務員のためのクレーム対応マニュアル』（関根健夫著　ぎょうせい）

3

クレーム対応の判断基準を明確にしておく

　前項では拝聴する態度を示しながら、最後まで患者さんの話を聴いてきました。事実関係を確認し、患者さんの訴えたい内容が把握できた時点で、申し出に対して病院の判断を行う段階になります。ここからが、クレーム対応のいわば天王山です。申し出への判断は、3つ＋1つに分かれます。

　①　受け入れる
　②　拒否する
　③　交渉する
　＋　話を聴くだけ

　実際は、①「イエス」か②「ノー」かといった単純なケースだけではなく、問題が複雑で③交渉となるケースを含めて、判断しなければなりません。

　若干でも病院側に不備なところを指摘されると気弱になり、安易に妥協してしまいがちです。もっともな理由で自分を納得させ、相手の要求をのむ形で問題を早期解決しようとする場合はないでしょうか。こういうときこそ、冷静に判断する必要があります。

　患者さんには患者さんの価値観があり、正しいと思うことは千差万別です。したがって、こちらの判断の根本となる基準を明確にしておかないと、毎回異なるあいまいな対応になってしまいます。

■判断の基準

　では、判断を行う際の基準とはなんでしょうか。私は2つの基準があると考えます。

　いざというとき最も重要なのは、「問題の論点が正しいか、正しくないか」の理解です。それを明確にするには**事実関係（5W2H）**、つまり、いつ、どこで、誰が、何を、なぜ、どのように、どのくらい、を明らかにする必要があります。しかし、即断できればよいのですが、できない場合は交渉の前に、詳細分析を行います。

　もう1つの判断基準は、**社会的倫理観**です。病院が常に社会に有益な存在であるためにはどうあるべきか、つまり「今回の病院の行動は、社会的に適切で有益か」を判断の根本に据えるべきではないでしょうか。

　昭和の時代と医療事故報道が頻発した平成12年頃、そして医療の危機が叫ばれる現在とでは、社会が医療を見る目は明らかに異なります（昨今の医療バッシング再燃の兆しは警戒すべきです）。それぞれの時代に即した判断基準が必要となります。クレームのほとんどは正常クレームですが、その特徴や傾向は社会の常識や成熟度と影響し合い、常に変化します。法律も判例さえも、それぞれの時代の社会尺度に合わせて変化します。社会にとっても適切で有益な判断をもって処理にあたることが、病院責任者の取るべき使命でしょう。

　このような判断は、専門職の集合体である病院が比較的苦手とするところです。世間で日々起こるさまざまな事象にアンテナを張り巡らし、時代に則した適切な判断を導き出すことが求められています。

　現在では病院側の対応が、社会の評価に耐えられるものかどうかが厳しく問われます。企業・団体の倫理欠如を集中的にバッシングする傾向が強まるばかりのため、社会の評価に基づいた適切な対応が今後、ますます求められます。

■判断の前提要件

判断に臨む際に、配慮すべき点をいくつか紹介します。

（1） 必要以上に期待値を上げない

　患者さんの行動は、それぞれの価値観と経験によって左右されます。患者さんは「前回は対応してくれた」、「○○病院では当然、このくらいは対応してくれるはず」と、「期待値」を自身に都合よく想定する傾向があります。特に、自分だけに特別な配慮を求めるクレームに対しては、こうした「期待値」を必要以上に上げないように配慮しなければなりません。容易に認めると「粘ればなんとかなる」、「前回は対応してくれた」と、さらに期待値を上げて次のエスカレートした要求を誘発します。致し方ない理由で特別な配慮をする場合は、「今後はこうした対応はしない」、「今回限りということを理解していただけないのであれば、今回の対応もしない」と釘を刺し、さらに対応を記録に残すことが必要です。

　例外的対応をして譲歩する場合ほど、最初は楽でも後のリスクが大きく、後々にしっぺ返しを受けることが多いものです。また、間違った不適切な対応は、「悪事千里を走る」のことわざどおり、すぐに世間に伝搬します。

（2） 全面的な相互理解ができない場合もある

　病院職員は、「最後はすべて双方とも理解しあえて、トラブルが解決できる」という希望をいだきがちです。しかし、残念ですが、価値観の多様化した現在、双方が100％満足できる解決は期待できません。

　「今、すべてを解決できなくてもよい（＝話を聴くにとどめる）」、「今回は決裂が必要（＝丁寧にお断りする）」も判断の候補にしなければ、患者さんの要求をすべて受け入れることになります。同様に、「クレームが世の中に出るのは恥」といった考えは捨て去ります。正しい判断

であれば社会的に評価され、批判されることもないはずです。

(3) 事前に交渉や譲歩の着地点を決めておく

　ケースバイケースの判断を求められる場合では、交渉を始める前に、どの部分で着地するか、おおまかな目安を決めておきます。着地点をあらかじめ決めておくことで、患者さんの主張の強弱やキャラクターに左右されることなく、交渉を進める度胸も据わります。

(4) 交渉術には乗らない

　人間心理を突いた、いわば交渉術も広まっています。

　① 安易な要求と法外な要求を交互に出し、都合のいいほうにコントロールする。

　② 高めの要求を断らせ、低めの要求を断りにくくさせる。

例）大腸内視鏡を行ったが、下剤が十分ではなく途中で検査中止。

●激痛で検査が途中終了した。本来、検査してほしい部分が検査できず不満。

→検査前に必要な下剤を説明どおりに内服されておらず、観察ができないのが中止の理由。再度の検査予約は承るが、その際は、必要な指示はお守りいただきたい。

●予約して来院したのに納得がいかない。院長と事務部長に会わせよ。また、病院のホームページに謝罪文を掲載しろ【→高い要求】。

→拒否。

●では仕方ないが、今回の費用は免除せよ【→低めの要求】。

（5）拒否する場合、最後が肝心

　クッション言葉＋理由＋お断り＋尊敬語

　　例）「恐れ入りますが、急患対応のため、ご予約外の診察はお受けできません」

　このように、礼を尽くしても、意向を拒絶された患者さんの怒りは容易には収まりません。さらに抗議が続く場合が多いでしょう。ここで「（2）全面的な相互理解ができない場合もある」と思い返します。

　「上司を出せ。院長を出せ」と訴えられても、「病院の対応責任者は私です」と拒否します。万が一、上司に訴えが及んだ場合は「彼（責任者）が申し上げたとおり、ダメなものはダメ」と、まずは同様の返答をしていただくよう、事前に上司にお願いします。

　さらに拒否の理由が正当で、患者さんが引かざるを得ないような状況になった場合こそ、細心の注意が必要です。後々恨みを買わないように、配慮しましょう。クレームの労をねぎらい、貴重な意見をいただいた感謝の言葉が言えれば最高です（実際はなかなか難しい）。せめて「満足な対応もできかねました。失礼します」と、挨拶だけはきちんとするように努めます。

　余裕ができたときこそ、相手の逃げ道を考える必要性は、【囲師は周することなかれ】（孫子）にもある不変の真理のようです。

（6）クレームパス的発想で迅速対応を

　交渉になった場合、病院では通常、患者さんからの要求をいったん院内に持ち帰り、稟議を起こしたのちに決済するパターンが多いのではないでしょうか。しかし、稟議を経ての決済の流れは、責任者のクレーム対応上、デメリットが多いといえます。

　◆その場で迅速に判断できないため、「決定権のない人間に対応された、自分は尊重されていない」と、患者さんに信頼されない。

【対　策】

　正常クレームの中で、どうしても発生しやすい事例については、発生後の対応を事前に上司や関連部署の了解を得て決めておきます。その場で判断・実行し、結果は事後了解で処理できるようにしておく。つまり、「頻出トラブル対応のパス化」の準備をします。

　◆迅速な対応＝患者さんへの誠意を示すことで、問題を小さなうちに処理することができる。

　クレーム対応に、迅速さは欠かせません。いずれにせよ、譲歩・謝罪が欠かせないケースであれば、その対応は早ければ早いほど、誠実さが相手に伝わります。反応の早さには、相手を引き寄せる効果があります。クレーム以外にも、対応の早さゆえに、好印象を残す場合が多いのではないでしょうか。

　それでも当日、現場での判断にはいくばくかの時間をかけます。クレームを申し出た患者さんも、責任者に即断されると充実感を得られず、かえって満足しません。このあたり、人の心理は難しいもので、責任者が悩んだ末に裁量し、判断した形をつくり出すのが理想です。

（7）　背面に注意―職員フォローも忘れずに

　患者さんの要求を受け入れる場合、当事者である職員の意向と反する場合もあり得ます。したがって、職員に対して説明を十分に行い、納得してもらう必要があります。

　●今回のトラブルについての解決策・着地点

　●解決に向け、今回の対応をする理由

　●（こちらに非がある場合）当事者である職員の改めるべき点

　説明を怠ると、心底から納得していない職員の対応は改善されません。同じようなトラブルを繰り返したり、申し出があった患者さんとのトラブルが再燃したりといった要因になります。組織への帰属意識が薄れつつある現在、職員への対応が不足すると、内部告発などのリ

スクが発生します。さらに「はっきりNOと言えない臆病な責任者」といった感情を、職員の中に芽生えさせる危険があります。これは今後、ほかのトラブル対応への悪影響が甚大です。

　何かを判断することは、常にストレスがかかります。どのような対応判断をしても、失敗の可能性はあります。しかし、クレームを放置し社会の信用を失うことのほうが、より大きなリスクです。「100％完璧な対応はないもの」と思って冷静に、堂々と対応することが大切です。私は「尊敬する先輩・同僚なら、こんな場合どうするか」と考え、思い切って対処することを心がけています。

第2部

ケーススタディで見る
トラブル対応

1

文書の要求

■さまざまな案件で　一筆入れろ

　「一筆入れろ」、「文書にしてほしい」……トラブル対応では、しばしば案件の文書化を求められます。特に近年、軽微なトラブルや些細なもめ事でも、説明やお詫びでは納得されず、文書を求められることが増えています。

◆文書化要望の一例
　・持参品（眼鏡・入れ歯）を壊された。
　・入院期間が（当初の予定より）延びた。
　・治療の予後が（当初の予定より）不良であった。
　・過剰請求があったことが判明した。
　・医療者から失礼な言動があった。

　市販されているクレーム対応マニュアル本には「形に残る文書化は極力避ける」と解説されるのが一般的ですし、「文書化に応じない」ことを不文律にしている業界もあります。しかし、文書化の拒絶は、こちら側に非があると難しい場合があります。

　私の経験では、案件の軽重と文書要求に相関はありません。多くは初期対応後も先方の心象が快方に向かわず、相互不信が募った状態で要求されます。「一筆入れるべきか、入れざるべきか」悩まれることはないでしょうか。

■出す・出さない基準

　すべての要求に対し、文書を乱発してはキリがありません。一方で、文書を出す・出さないで押し問答が続き、クレームが解決されないようであれば、本末転倒でしょう。適宜判断が必要です。

　私が文書化を検討する際の基準は、「事実として確定している内容か否か」の1つだけです。

　文書化のいちばんのリスクとは、長きにわたって残るだけでなく、「一人歩き」する点です。当事者以外の人間が、状況を知らずに読んだとしても、「誤解されない」内容でなければなりません。すなわち「一人歩き」しても差し支えない、（やむを得ない）事実が確認されている内容であれば「出す」ことも検討します。半面、文書化によってあいまいな点を「事実として認めた」と受け取られる場合、決して文書化に応じてはいけません。

　この基準に従う場合、医学的な検討が終了していない案件では、病院としての見解を明確にしたのちでなければ、病院の考える「事実」は確定しませんので、文書化には応じられないことになります（図1）。

　最悪なのは文書を出したあとで書き換えを求められ、何回も版を重ねてしまうことです。一度文書を渡した場合、改変要求は原則すべて

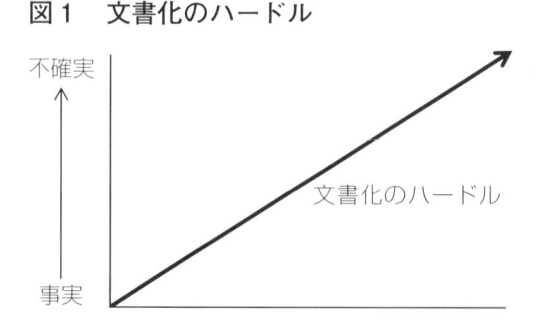

図1　文書化のハードル

断ります。文書は病院を代表して責任を負って出すものです。軽々に修正を加えるなら、最初から文書化には応じないほうが数倍よい結果になります。

もちろん、先方宅でその場で一筆入れろといった類の要求には、こちらが平常心を失っていると考え、絶対に応じてはいけません。

■文書を出す前に

文書化要求では常に催促を受けます。しかし、文書は一度出したら最後、手元を離れますので、繰り返しのチェックを行います（誤りを発見し、鳥肌が立ったことも）。

●文書を渡す前に

　一晩寝かせ、翌朝再び声に出して読む
　　→　読後の印象に違和感はないか。誤記載や誤変換
　複数の同僚に読んでもらう
　　→　思わぬ指摘も
　先方の氏名を必ず確認
　　→　間違いは致命的
　年月日記載
　　→　発行日欠落で文書効果半減
　署名　押印
　　→　署名まで活字で行う場合は押印を。自筆署名に押印は不要

慎重な確認が求められる以上、文字数の多さは誤りにつながります。記載の多さから文脈が複雑になり、文意を誤って受け取られる危険性も増えます。極力シンプルに、文字数を少なくします。確認を求められる立場になった場合も、「極力削る」を主眼にアドバイスします。

日常の文書よりはるかに慎重な推敲が求められるのがトラブル文書

です。したがって、作成→送信のテンポが速く、送る手間のかからないメールは不向きです。「容易に反論」できる点もデメリットで、メールのやりとりはキリがありません。メールを執拗に送ってくる方は、少々変わった方として対応します。

　私は何回かの過去の経験から、トラブル対応のやりとりは口頭と紙以外では行いません。そのために、メールアドレスの記載されていない名刺を別途用意し、使い分けています。

■なぜ文書なのか

　それにしても、些細なトラブルでも文書を求める背景とは何でしょうか？

　「証拠として記録しないと安心できない」といったある種の人間不信か、それとも「一筆入れた敗北感を（相手に）味あわせたい」志向でしょうか。

　些細なトラブルを文書化して残したとしても、後日何らかの効力を発するとも考えられません。裁判の書証（そもそも裁判の適用になる案件ではない）になるとも思われませんし、メディアが関心を持って取り上げる話でもないものが大半だからです。

　文書化に応じた＝クレーム対応の失敗ではありません。クレーム対応の基本は、相手を満足させることです。勝ち負けではありません。相手が文書を取って満足するのであれば、文書化します。ただし、その内容は事実のみに限ります。

　私はといえば、サービスを受ける立場で不愉快な思いをさせられた場合、手紙などに残しておきたくはありません。気持ちを伝えるのが「手紙」であれば、辛辣なやりとりも「文書」で行われます。文字の力に改めて感じ入る次第です。

2

電子メールが生み出す
「顔の見えない世界」

■治らない…メールでの失敗

　「治らない」、「検査をしたが、診断がはっきりしない」、「薬が効かない」、「副作用が出た」といった、医療の結果への意見をいただくことが多くなりました。医療をほかの契約と同様に考え、結果が出なかったので納得できないと、一部負担金の支払いを拒むケースにも遭遇します。

　最近は「治らない」だけではなく、「治療方法がインターネットなどのメディアで取り上げられるものと異なる」といった苦情をいただくことも少なくありません。医療技術の進歩と情報の増加によって、病院に受診する前の「期待値＝治るに違いない」はどんどん上昇し、また、病院もホームページなどで大量の情報を発信している現在、期待値と現実との差異からトラブルが発生します。そのような対応に難渋した、ある事例を紹介します。

■■■

　それは「病院管理者殿　貴院でA医師に、8月にB科で受けた手術で完治せず、2回にも及ぶ手術を受けることになったことに全く納得できない。しかるべき対応と説明を要求するものである。以下のアドレスに返信されたい」という、1通のファクスから始まりました。勤務先・氏名・メールアドレスが文末に記載してあります。30歳代の男

性会社員、理路整然とした文面から、几帳面な性格を感じさせるものでした。

「私が対応します。まず、事実関係を確認したのちにご報告します」と、私はうかつにも取り急ぎメールで返信しました。さっそくカルテや来院履歴・手術内容を確認しつつ、主治医Aに連絡をしました。

主治医Aは若手の有能な医長、温厚な性格で患者さんからも職員からも敬愛されている人物です。2人でしばしやりとりをしましたが、A医師は、「まれに二次出血をすることもある疾患で、手技になんら過誤はない」と胸を張ります。「自分で電話しようか」とも言いますが、"管理者殿"と書かれているので、「対応は自分が窓口」と言い切った手前、私が連絡することにしました。

丁重な枕詞と医師の書いた病気の説明、さらに病状が思わしくなければご来院くださいといった趣旨を返信し、その晩は少しおだやかな気分で眠りました。

翌日出勤し、自分のメールソフトを起動すると、WebメールからのA氏の返信があり、「全く納得できない。事実関係の隠蔽ではないか」と書かれています。現在の予後は悪いわけではないようですが、「2回もの入院を余儀なくされたことが会社での立場を悪くした」とのくだりもあります。

困ってA医師とカルテを再度見直すと、説明文書には二次出血のことも記載されており、同意書にもサインされています。もう一度、「ご説明申し上げて納得いただいたうえで、同意書に署名もされている」と返信しました。

すると「証拠を示されたい。貴職の説明は納得できるものではなく、担当医とグルになって情報量の不利な当方を圧倒しようとする意図は明白である」といった内容をすぐに返信してきます。職場からWebメール経由で送信してきているようです。さらに「合意しているから

別紙1

2008年8月14日

診療内容説明に関しまして

○○　○○　殿

前略
　猛暑の候、○○様にはますます御健勝のことと存じます。その後お躰の調子はいかがでしょうか。

　当院として診療担当科とも何回か検討を重ねました。
　今回お問い合わせいただきました件は医療の根源的な部分である人体の個体差に所以するところであり、○○様の申される「合理的説明」は私たちも希望するところでありますが、臨床での具現化はいまだ達成されていません。
　医療は（細心の注意と努力を行っていますが）本質的に不確実なものであり治療による回復の程度、合併症の有無程度も個人によりさまざまであり、これは個人の多様性によるものであります。
　何卒このような医療者の限界に○○様のご理解をいただければと存じます。
　酷暑の折、健康にはくれぐれもご自愛ください。体調に異変等お感じになられた際にはご来院されることをお待ちしております。

草々

■■■■病院
副院長　○○　○○

といって過誤を隠蔽するのか」。これには参ってしまい、ここでふと、冷静になりました。

「メールはダメだ」。やりとりがチャット状態になってしまい、文面を推考しないまま双方でやりとりをしているため、理性より感情が先に立ち、心情も伝わっていないようです。そこで、手紙によるやりとりに切り替えることにしました。

「当院ではミスとは考えていない」との丁寧な文章をしたため、翌日の朝、再度推敲したうえで送りました。しかし、先方はまだメール返信。「文書にするとは、事の重大性を映したものだ」といった内容。たまりかねて、いつも難題ばかりを持ちかけている副院長に相談することにしました。

副院長はいつもの穏やかな調子で、「難題をふっかけているわけではないのだから、もう一度、私の名前でお手紙を書いてみよう。それでも分かっていただけないなら仕方がないよ」。このときに送った文章が別紙1です。医療の真実と医療者の心情が現れた名文であると思い、ことあるごとに活用しています。
　この後、この方からのメールは途絶え、現時点では通院されていません。

■医療ミスの考え方

医療ミスの概念をまとめてみました。
① 　医療ミスは結果によって決まるのではない。結果を生じさせた診療の経過の中で、病院として、医師として尽くすべき注意を怠った点がないかどうかによって判断される。ただし、医療行為は「注意義務」の基準設定が容易にできるほど単純ではなく、しかも対象は百人百様の人体という、最も複雑極まりないものである。
② 　このような検討の結果、どこにも注意を怠った点がないのであれば、ミスとは言えない。ただし、現在では注意すべき点は診療内容だけでなく、説明と同意など、診療の前後にも多数の関門があることに注意すべきである。

■まとめ

　一方、説明責任の名の下で「企業はすべてを公開し、説明せよ」といった社会風潮や、"すべてを理解できる人はいないが、理解できるように説明する義務が社会的責任のある企業（病院も！）にはある"という考え方の広がりがあります。一方的に相手を説得して、自分の

> **別紙2**
>
> 　Eメール経由の相談件数は伸び率が加速している。インターネットの普及と消費者の利便性から、今後ともEメール経由の相談が増えると予想する企業は大変多い。
> 　Eメール相談への回答は、「原則Eメール」が48％、「原則電話」が17％、「原則手紙」が3％である。<u>簡単な問い合わせではEメール」で返事をするが、難しい問い合わせや苦情の場合は「電話」や「手紙」に切り替えるという、使い分けが多い。</u>今後の対応については、ほとんどの企業が現在の対応を変えないとしている。
> 　Eメールで苦慮した経験を持つ企業は多く、今後はスキルや社内体制の整備と対策を検討している企業が多い。今や「Eメール」に対応すべきか否かではなく、いかに対応すべきか具体的な議論を始めるときに来ている。お客様第一主義を貫くなら、お客様にとって利便性の高い「Eメール」相談のためには、デメリットを十分把握したうえで対策を講じ、メリットを享受すべきである。先入観で消極的にならず、リスクを承知のうえで、取り組む通信手段である。
> 　(社) 消費者関連専門家会議HP　http://www.acap.or.jp/index.html　調査研究等より

論理に組み入れることが日本人は苦手のようです。お互いが「この人は信頼できる人だ」と思うことで問題を解決しようとする、伝統とでも言えるでしょうか。

　日本人の問題解決の姿勢と説明責任論に、電子メールが生み出す「顔の見えない世界」が加わり、軋轢となったことが、今回のトラブルの原因かもしれません。

　ACAP((社) 消費者関連専門家会議)では、ホームページ上で「お客様対応部門におけるEメール対応」として対応ポイントをまとめています。業態は違いますが大変参考になるので、関係部分の要旨を紹介させていただきます（別紙2）。

　苦情やクレーム対応に電子メールは適さないと言えるでしょう。今回は、下線部の使い分けの失敗事例です。また、電子メールには文章転用リスク・匿名者対策・プライバシー管理など、さまざまな対策が必要なことが分かります。本件を聞いた後、遅まきながら、私は案件対応用として、メールアドレスなしの名刺を携行するようにしました。

3

土下座
~ドラマだけにして~

■はやる土下座？

　高視聴率を記録した「半沢~」のなかで、特にフォーカスされた場面、それは土下座のシーンでした[1]。主人公・上司・親、それぞれの土下座シーンが特に高い視聴率を記録したと報じられています。社長やOLが土下座をしている「土下座ストラップ」や土下座顔文字など、土下座は今日、不思議な認知をされているようです。しかし、本当の土下座の要求は、当事者にとって屈辱的でダメージの大きい暴力です。
　私たちは職員をこうした暴力から守らなければなりません。土下座が今日、なぜ注目を浴びるのか。病院の同僚が、そして自らが土下座をする羽目になったらどうでしょうか。

■土下座の要求~企業から個人へ

　本来、農民・町人の参勤交代への儀礼であった土下座は1990年代、不祥事を起こした企業役員の謝罪会見[2]を契機に復活しました（当時の企業役員の土下座は「社会の追求をのがれる効果」を意図した感

---

1) 上司に土下座させられる場面が最高視聴率34.5％を記録。最終回の原作にはなかった土下座のシーンは46.2％。製作者は、勝ち負けをはっきりさせるため、土下座を多用したというが、これほど視聴者が反応するとは思っていなかったという。　　　　　　　　　　　　【NHKクローズアップ現代】より

もありましたが)。

　今日の土下座の特徴は、対象が企業などの組織・団体から、顧客の前にいる社員個人へと変化した点です。社員個々人が顧客から土下座を強要されるケースが相次いで報道されていますが、これらは一部の特異な行為なのでしょうか。
● 衣料品チェーンで購入したタオルケットにクレームをつけ、店員に土下座をさせ、その様子をTwitterに投稿した女性が強要罪で逮捕。強要罪については起訴猶予になるも、追送検されていた名誉棄損で略式起訴され、罰金の支払いを命じられた。
● 小学校女子児童の保護者の女性が強要や傷害などの疑いで逮捕。容疑は「娘がいじめられた」として、教諭らに「土下座して謝罪」を要求したというもの。署によると、言葉による暴力で教諭らを怖がらせ、義務のない土下座までさせたことが強要に当たるという。

■病院でも

　医療現場でも、土下座を強要される事例が報告されています。
● 男性入院患者が病院の廊下で、女性看護師4人を約1時間にわたって土下座させるなどして病院の業務を妨害したうえ、仲裁に入った男性医師の顔を殴った。容疑者男性を威力業務妨害と暴行の疑いで逮捕。

　このように、今日の土下座は自発的な謝罪の範囲を越え、全面的な屈服、降伏の強要、すなわち制裁・懲罰化です。個人が自らをさいなみ謝罪する伝統は、強いて例えれば切腹と同様です。今日の土下座は

---

2) 薬害エイズ事件で責任を問われた製薬会社が、被害者に謝罪した1996年が発端とされる。2000年以降、カメラの前で土下座する場面が頻繁に伝えられるように。

相手に、もしくは周囲に強要され腹を切らされてしまう「詰め腹」同様、強要され土下座せざるを得なくされてしまうのが特徴です。

■先手を打って謝罪の傾向が拍車

　"土下座"要求の背景に、何があるのでしょうか？
　今日、予防的謝罪ともいうべき対応が広まりつつあります。
　鉄道会社は車内で急病人救護を行った場合、遅延に対する謝罪放送をします。酔客が線路に立ち入った場合の安全確認も同様です。急病や安全確保などの突発事故に対応する駅係員に「ご苦労さま」と思いはするものの、謝罪を要求するのは「無理筋」な感がしますが、それほどまでに駅係員への苦情が多い裏返しなのでしょう。
　予想外の大雪に対しても、TVの気象予報担当者が謝罪します。予報を上回る積雪に大混乱した場合でも、人知を超えた自然に完璧な予報が実現できなかったことを謝罪する点に、少なからぬ違和感はないでしょうか。
　後々の非難を避けるため、自ら速いタイミングで謝罪する傾向は、すぐに「謝れ」と迫る土下座要求と無関係ではないでしょう。安易に謝ることはスタイルになり、心が伴わない謝罪、すなわち【謝罪のデフレ化】が生じています。結果として今や企業の謝罪では、「謝ってもらった」と実感しにくくなっています。

■謝らせることを重視

　病院にとどまらず、真に重大なトラブルは、謝罪のみでは解決しません。
　それでも今日、当事者本人が謝ることに意味を求めるのは、企業を

相手にした場合、(表面上はともかく)本当に屈服させることは容易ではないという事実が広く知られるようになったためです。それよりも、個々人に「あなたが悪い」と責任を問い詰め謝罪させるほうがはるかに容易で、しかも謝らせた実感を得やすい点が背景にあるのでしょう。病院開設者ではなく、医師・看護師個人を被告人とする訴訟傾向とも共通する部分です。

■恐怖アピール

　野生の動物同様に、人も恐怖には弱いもの。死にもの狂いで恐怖を避けようとするのは自然な反応です。死や病・失職など恐怖はさまざまですが、身近な恐怖の1つが「他人の激しい怒り」です。激しい怒りは人に恐怖を与え、恐怖に直面した人の行動を左右します。前出のドラマで机をガンガンと叩く上司が特徴的に描かれていましたが、これも「地位を利用した恐怖アピール」の一種です。

　加えて、人は法外な要求であっても、「断る」と必ずなにがしかの「罪悪感」を抱いてしまいます。「いっそ譲歩して」の気持ちが芽生え、エスカレートする怒りへの恐怖と相まって、意図していなかったレベルの謝罪、すなわち、土下座せざるを得ない羽目になります。

　これに対し、相手が怒りの感情を抱いているなら、まずは「すみません」と謝るべきであるといった手法があります。「人間は謝ってきた相手に対して怒り続けることはできない」ので、そのうち怒りを収めるというものです。確かに、相手の怒りを和らげるためには、言い訳よりも謝罪が有効である点は、日常生活でも経験するところです。

　しかし、感情を害したことへの謝罪をまず丁寧に行っても、激しい怒りを継続する場合、先方が「感情を害したうんぬんでは済まない重大案件」と考えているか、そうでなければ「謝罪」による防御効果が

有効でない（謝っているのに攻撃の手を緩めない）キャラクターであるかのどちらかといった結論に至ります。

後者の場合、一部が従業員へのシリアスな謝罪要求になり、土下座はその究極です。

極言すれば、最終的には怒りの原因となった事案への対応は、次の４種類しかありません。正当化や弁解はマイナスなイメージですが、現実ではよくあります。
- ●否定　　責任も行為の被害も認めない
- ●正当化　責任は認めるが、行為の被害は認めない
- ●弁解　　責任は認めないが、行為による被害は認める
- ●謝罪　　責任も行為による被害も認める

怒りが収束しない場合、感情を害したことに限局した謝罪による収束は諦め、「通常の謝罪」もしくは「賠償」が対応として現実で、土下座は選択には入りません。

■要求への対応

結論から言えば、土下座してよいことは１つもありません。「相手の気が済み、丸く収まるなら土下座ぐらい平気」という方もいるかもしれませんが、謝罪すべき正当な理由があったとしても、土下座は禁じ手です。なぜなら
- ○土下座しても怒りが収まるとは限らず、一層厳しい要求をつきつけてくる可能性
- ○屈辱感に長くさいなまれる
- ○他の患者からも、同様の事象ごとに要求される可能性が高まる
- ○本来、心からのお詫びをしようとしているのに、わざとやっているように思われてしまう（土下座のデフレ化）

■エリートほど弱い

　佐藤優氏は『国家の罠』をはじめさまざまな著書の中で、「官僚・商社マン・銀行員・大企業社員といったエリートは徹底的に怒鳴りつけ、プライドを傷つけると供述を取りやすい」という検察における常識を、自らの経験から紹介されています。エリートはひどくなじられたような体験は少ないため、責められると一気にそれまでの自信を失い、検事の言いなりになるというものです。病院の医師も一般的には同様にエリートであり、コメディカル・医療専門職も専門世界に生きるプライドの高い人々です。

　土下座の強要は犯罪であり、「警察OB」といった解決が効果的とされがちですが、自ら提供する医療への無理な謝罪要求には、まず私たち自身で「NO」と宣言しましょう。

　そのために私たちのなすべきは、「初期の段階で上司・事務管理者に報告」をまずは行うよう、日頃から習慣化することです。無理筋な要求でも、現場で強烈な要求を受けてひざを屈することはありがちです。複数で対応し、冷静に要求の本質や意図を見極めます。

　心ある人ならば、土下座されたらむしろ困るはず。土下座をしたり、させたりする人になるのはいかがなものでしょうか。

COLUMN　切　腹

　最近は製作費の問題からか、家計簿や料理に取り組む優しい（？）武家の映画が多い。密室空間のみで脂汗の出るような緊張感を発する作品が「切腹」（小林正樹監督1962年）であった。

　江戸初期、食い詰めた浪人が大名家の門前で切腹を要望し、面倒を避けるため、大名家が金品を渡す例が多発した。井伊家江戸屋敷に津雲半四郎（仲代達也）と名乗る浪人が訪れた。「切腹のためにお庭拝借……」と申し出る半四郎に、家老斎藤勘解由（三国連太郎）は、春先、同じ用件で訪れた浪人を、切腹の場をしつらえ竹光切腹によって無惨な最後をとげさせたと告げた。

　しかし、実は切腹した浪人は半四朗の縁者で、半四郎の介錯を申しつけられた手練れの家臣は皆半四朗と事前に立ち会い、髻もとどりを切られてしまったため、介錯の場に出ることができず、半四郎に嘲笑される。すべては縁者の無念を晴らす半四郎の敵討ちであった。

　勘解由達は半四郎を討ち取ろうとするが敵わず、最後は鉄砲まで使い謀殺する。しかし、大名家の体面を保つための勘解由の幕府への届出は、「半四郎は切腹、斬殺された家臣はいずれも病死」という内容で、皮肉にも井伊家の武勇はさらに鳴り響くというものであった。理不尽な武家社会を背景に、社会の「うわべだけを繕おうとする」仕組みへの、激しい怒りが全編からあふれ出る作品。

　見るだけで胃が締め付けられる仲代と三國の激突は、修羅場の疑似体験としても貴重である。本作は近年リメイクされたが、迫力は数段、本作が上回る。

4

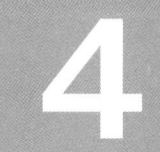

療養の指示に従わない付き添いの妻

■ADR（裁判外紛争解決）

　自治体や病院運営母体組織が競って講習会を開催するなど、ADRが広がりをみせています。医療トラブル対応の難しさは、極言すれば「理解いただけて当たり前」と考える医療者と、「通常の感覚では理解できない」患者さんとのコミュニケーションの問題に起因すると言えます。よって、コミュニケーションにより紛争回避が期待できるADRが、行政や病院管理団体に推奨されるのは必然と言えるでしょう。

　しかし、残念ながら、ADRの適用外となるケースが少なからず存在します。その1つが「双方説明と意思疎通を尽くして解決に至る」というケースではなく、もともとの要求や行動が常識を逸している場合です。円満解決はあまり期待できず、不愉快な「案件対応」という暗いイメージから、皆が敬遠するところです。いったい、どのような対応が必要なのでしょうか。

　こうしたトラブルの中でも、「退院」を巡るケースとその対応を考えます。

■退院トラブル

　昭和44年、東京都において、退院せず病室を占拠していた患者に退

去命令の仮処分が下されたという事例があります。退院の指示が出た後も個室を占有、退去指示にも従わないため、仕方なく裁判所の立ち退き命令による対応を余儀なくされたものです。40年前の事件と思っていましたが、高齢化と独居化が進む現在、退院を拒むトラブルは、想定すべきリスクです。

　在院日数の適正化は、病院運営の要の1つとされる点からも、重要な事項といえるでしょう。

■すべて録音夫妻の退院に向けて

　もともと他施設で加療していた患者であったが、病気の進行によって仰臥状態が多くなり、発生した褥瘡からの発熱で緊急入院。この患者の妻が病院の指示に一切従わない方（精神科のフォローは受けていない）であった。来院時から医師・看護師の発言をすべて録音し、数えきれないほどのクレームを申し立てるため、現場スタッフは一時的に恐慌状態に追い込まれた。

◆クレームの一部

- □　ポケットに入れた携帯電話を取った手袋のままで患部を触られた。同日対応した看護師も、ベッドのシーツを触った手で患部のガーゼを触るなど、感染症対策がなされていない。
- □　患者の前で腫瘍ができているなど不用意な発言をした。弱っている患者に配慮が足りない。
- □　ナースステーションで患者の悪口などを話しており、患者がその姿をみたら、にらまれた。
- □　夜間帯の主任看護師に「患者の家族は帰ってください」と言われた。子供や高齢者の家族は付き添いたいと考えるのが普通ではないか。

□　入院したときに、外来の主治医ではない医師が主治医だった。

　多くは事実誤認であるが、何度説明しても全く聞き入れてもらえない。話し合いの環境すら作り出せず、若い担当医は、軽いうつ状態が心配されるような状況。主義主張がすさまじいため、同室の患者ともトラブルが多発し、他の患者は早々に他の部屋に転床した。そのあと、「ケアのため」と称して空いたベッドを当の患者1人で使うようになった。さらに面会時間なども全く無視している状況に、病棟の日常は崩壊した。

　たまりかねた看護師長から相談を受け、診療科部長・看護師長・主治医・医事課長の4人で病室を訪問し、次の申し入れを夫妻にまずは口頭で行った。先方は録音している。こちらも録音せざるを得ない。

1．面会時間を遵守すること。
2．夜間に何回も繰り返し病院宛ての電話はしないこと。
3．医療者への暴言・過度の苦情は厳に慎むこと。
4．病院の治療方針、治療方法、ケア方法等についてすべてを拒否するなど、自身の考えを病院に強いないこと。

　猛烈な反撃が延々と続いたが、診療科部長は「こちらの申し入れ事項は以上です」と、シャットダウンして退室した。

　しかし、その後も傍若無人ともいえる振る舞いは続き、看護師のケアを逐一指導し採点する、独自の処置方法を部屋に手書きで張り出すなど、病院の療養の指示に従わない生活態度は悪化するばかり。そのたびに、医療スタッフは振り回され続けた。困り果てて4人で次の対応を必死に検討した。とにかく退院させることはできないかと考えるが、病状は一進一退で芳しくなく、すぐには退院できない。それなら、せめて病院の断固たる姿勢を示すべきであるとの考えから、「これ以上指示に従わない場合は、治療を継続できない」とする文面の内容証

明を送達した。これが、別紙3のものである。

　文書によって、看護師への態度に多少の改善が見られたが、医療スタッフの苦悩はその後も約2カ月間続いた。もはやこれ以上、この夫妻のペースで病棟運営はできないと判断した師長と診療科部長ら4人は、病状の安定が確認できたある日、退院を告げに病室を訪問した。

　「○○さん、病状も安定したので、○月○日に退院です」

　「こんな状態で追い出すのか。こちらが納得したら退院します」

　「これは相談ではありません。入院・退院を医師が決めることは、療養担当規則という法律に定められていることですから、退院の"指示"と受け取っていただかなくてはなりません」

　もし、このあと指示に従わず在室を続ける場合は、仮処分申請の法的手続きに移行する段取りも顧問弁護士に相談していた。しかし、顧問弁護士によれば、仮処分執行はすみやかには行われないようで、長期戦の覚悟が必要とのこと。

別紙3　内容証明

　　　　○○　○○殿

　　　　　　　　　　　通　知　書

　現在当院（○○病院）に入院されている貴殿の夫○○様の診療・看護につき、連夜頻回に電話をされ、また病棟でも看護師の処置等につき過度な苦情を申し立てられています。こうした行為は他の患者さんのみならず、貴殿の夫である○○様の治療や看護の時間を割かれ、安全にも影響する危険な行為のため、即座に中止してください。

　当院においても、限られたスタッフにより医療を提供しています。病院スタッフの指示に従っていただくことが、入院治療の継続には欠かせません。

　今後、診療や看護に関するご要望がある場合、文書にていただいたもののみを検討します。また、○○様のご容態が急変された場合等は、当院よりご連絡します。

　なお、本通知後もこうした行為を停止されない場合、電話の着信拒否および法的措置を執ることを通知します。

　　　　平成　　年　月　日

　　　　　　　　　　　　　　　○○病院　院長　○○　○○　　印

しかし退院予定日、2人は予定どおり退院された。振り返れば、最初の口頭申し入れと配達証明郵便で、病院の姿勢を示したことが有効だったとも考えた。緊張のあとの猛烈な虚脱感が病棟スタッフに訪れた。

　今後、同様の事態を避けるため、別紙4の文書を送達し、このままでは今後の治療継続が難しいことの意思表示を行った。その後、この夫妻の通院は途絶えている。

■今回の教訓

　退院トラブルに対応するには、次の3点が欠かせません。
1. 入院・退院の決定は、医学的判断を根拠として医師が行うことの明確化
2. 他の入院患者への暴言・迷惑や病院職員業務への支障の詳細な記録
3. 病院からの注意申し入れや退院勧告の記録

　相手のペースに惑わされず、正論で対応する姿勢を保つため、関係スタッフ間で情報を共有する仕組みが必要です。

　今回は、患者さんのあまりの要求に驚き、気おされて、初期対応が遅くなりました。問題ケースと認識した時点で早々に院内対策チームによる対応を起動させるべきでした。逡巡したために、現場への負荷が大きくなった点が反省点です。本ケース後、医療安全担当副院長を中心として、迅速に対応を進めるようになりました。

別紙4　退院後送付した内容

　　〇〇　〇〇様

　　　　　　　　　　　　　　　　　　　　　平成〇〇年〇月〇〇日

　　　　　　　　　今後の治療継続につきまして

拝啓　その後お体の調子はいかがでしょうか。このたびはご退院おめでとうございます。今回のご入院に際しては、さぞご心労であったとお察しします。今後の診療について担当部署で協議した結果、当院からのお願いをしたためさせていただきました。ご家族様とお読みいただきたく存じます。

　闘病中にはいろいろなご心配やご不満が生じるのは承知しておりますが、今回のご入院では、私たちも意を尽くして診療に当たらせていただいたつもりです。しかし残念ながら、奥様よりたびたび思いがけぬ叱責・苦情をいただくことも多く、診療継続に困難を感じたことがたびたびであり、文書にてお申し入れをいたしました。しかしながら、その後も大声での長時間の苦情、事実と異なる認識や解釈により、現場職員は苦痛を受け続け、精神的に疲弊する状態が続きました。ご承知のとおり、医療は患者さんと医療者の相互信頼と協力によって病気の克服を目指すものです。信頼関係が崩れてしまっては、治療効果の期待は困難です。当院が判断した治療方針、治療方法やケア方法のすべてを拒否された場合、当院での診療継続はできかねます。また、限られた医療資源の中で〇〇様だけに多くのスタッフを配置し、注意と集中することはできないことをご理解ください。こうしたお願いを医療者の怠慢とお感じになるでしょうか。

　今後、当院で外来・入院診療の継続をされる場合、以上のご理解を前提とさせていただきます。今後もたよりになる病院として〇〇様の診療にあたらせていただくうえで、ご理解いただきますことを切にお願い申し上げる次第です。
　なお、ご理解いただけない場合、残念ですが当院での診療はお受けすることができません。

　最後になりますが、一日も早いご快癒を職員一同祈念しております。

　　　　　　　　　　　　　　　　　　　　　　　　　　　敬　具

　　　　　　　　　　　　　　　　　　　〇〇病院
　　　　　　　　　　　　　　　　　　　　院長　〇〇　〇〇

5

採血トラブル

　「夫」と入力すると、次候補に「死んでほしい」と表示されることが話題になりました。Googleなど、検索エンジンの自動次候補表示機能は、どのような人が、何のために、その単語を検索しているのか、社会の関心の鏡として興味深いものではないでしょうか。
　ちなみに「採血」と入力すると、「神経損傷」、「痛み」、「失敗」などの単語が並びました。どのような人が、何のために検索しているのか、気になります。

■採血トラブルはどこでも起こり得る

　日本臨床検査標準協議会（JCCLS）の「標準採血法ガイドライン」によると、国内において、年間に数億件の採血が行われているそうです。このため、採血トラブルの頻度は低いにせよ、かなりの件数が発生していると思われます。
　さらに、近年の血管造影をはじめとする内科的侵襲を伴う検査の多くは、血管へのアプローチを伴うもので、採血同様の合併症やトラブルの可能性があります。
　すなわち、採血トラブルは、いずれの病院も容易に当事者になり得るものです。十分に警戒するべきですが、対策はケースバイケースで難しいようです。

＊日本臨床検査標準協議会（JCCLS）では、2004年7月「標準採血法ガイドライン」を策定し、2014年10月現在GPA-A2版まで公表しています（本文中、罫線で囲んだ部分は同ガイドラインより）。

■採血トラブルの数々

　採血では、どのようなトラブルがあり得るのでしょうか。
　「標準採血法ガイドライン」によれば、①神経損傷、②血管迷走神経反応、③感染症、④皮下血腫・止血困難、⑤アレルギー、などの採血合併症があげられています。特に①の神経損傷では、各神経の支配領域の疼痛・感覚異常・運動機能異常・皮下出血などの出現が考えられます。さらに難しい点は、合併症に至らずとも、穿刺時の痛みに対するクレームやトラブルが存在している点です。さらに、患者誤認対策も重要になっています。

■対応の難しさ

　採血による神経損傷では、実際の予後の善しあしに関係なく、対応が難しいことが多いようですが、なぜでしょうか。理由として、
●治療法がないこと。
　現実的には治療法はないということです。

　特別な治療法はない。患側の腕に負担をかけないようにする、痛みのない範囲で腕や手を動かすなどの保存的な対応が主となる。ビタミン剤や湿布薬、保温、保冷などの有効性は確立されていない。しかしながら、神経損傷の患者は強く不安を訴えることも多く、これらの薬剤の処方や処置を行う場合がある。長期間、

> 疼痛や感覚異常、麻痺などが持続する場合は、リハビリテーション医や麻酔医による疼痛緩和、理学療法が必要となる。

- 痛い・しびれるという知覚・感覚への対処が必要で、定量的な評価や診断が難しいこと。
- トラブル時点の痛みでは、その後の後遺症は評価できず、「症状固定」までの一定期間、経過観察を必要とすること。
- 患者さんが他施設で診断書などを入手することがあるが、診断書も患者の主訴によって記載されがちで、トラブル発生時点の事実関係の検証が難しいこと。
- なかには採血との機序を証明できない「いいがかり」的なケースも考慮しなければならないこと。

■裁判にまで至った例も

　実際、民事訴訟でも、過去に数例が争われています。ある民事訴訟では、被告（医療者）側が、トラブル後の原告（患者）の日常生活を、ビデオカメラで隠し撮りし、証拠として提出する争いにまで至っており、採血トラブルの難しさを示しています。また、実際には示談などにより、裁判にまで至らない解決も相当行われていると推察されます。
　採血トラブルへの対応に苦慮した例を紹介します。

■採血トラブル～痛みを訴える患者

　採血時、初老の男性患者さんが大きな声で「痛い、何をするんだ」と叫ばれた。採血担当の看護師が、注射の内筒をわざと上下に操作して痛みを与えたというのである。患者さんは担当した看護師に直接苦

情を言い、このトラブルを院内の投書箱に投函して帰宅された。

直後に採血室の責任検査技師と検査部長である医師が対応し、看護師に事実確認を行った。看護師へのヒアリングでは「痛みを訴えられたので謝罪した。故意に注射器の操作はしていない」というものであった。たまたまその日は連休前であったため、投書に対する検査部責任者からの返信は1週間後となった。返信に対して、すぐさま患者さんから返書が届いた。内容は、説明と対応の遅延に納得がいかないという指摘であった。これに対して再度、釈明の返信を行った。

数日後、患者さんが来院され、検査部の受付で責任者を呼び立てた。突然の来訪に驚いた責任者に、患者さんは繰り返し納得のいく説明を求めた。そして、看護師による故意の行為であると主張された。困り果てた検査部の責任者は、痛みを与えたことについて謝罪すると同時に、故意の行為については断固として否定した。

その後、数回の文書のやりとりによって、採血の仕組みなどを詳しく説明したが解決せず、患者さんと検査部長、交渉担当事務職員の面談となった。数時間に及ぶ話し合いによっても、患者さんの理解はなかなか得られなかった。

ちなみに本件は、話し合い当日には痛みは残っておらず、後遺症もない状態である。相互理解に達する前に双方が疲弊し、最終的には看護師本人から、再度の直接謝罪によって何とか収めていただくような経緯をたどった。患者さんも不本意であったようであり、病院側もとても困惑した事例である。

■今回の教訓

「標準採血法ガイドライン」には、トラブル発生時の対応について、次のように示されています。

> 穿刺時に、患者が強い痛みやしびれを訴えた場合
> ① 採血動作を中断し、痛みやしびれの程度および性質を尋ねる。
> ② 神経誤穿刺の可能性がある場合は、針を抜く。
> ③ 依頼医師に報告する。
> ④ 施設の指針に従って、患者の神経症状に従って経過観察する。

　こうした模範的対応に照らせば、本事例は、①の「採血の中断や痛みを尋ねる」といった採血者と患者さんのやりとりがうまくいかず、後遺症がなくても「痛いことをされた」との思いから、トラブルになってしまいました。反対に、採血時の痛みの訴えに対し、整形外科へのスムーズな受診を含めた対応が功を奏し、クリアできた例を何回も経験しています。同ガイドラインにおいても、「各施設において、診療・治療の責任体制を明確にしたマニュアルを作成したうえで、患者窓口を含めたフォローアップ体制を確立し、周知徹底することが望ましい」としています。

　実際、採血トラブルの発生に備え、医療安全部門や採血部門でも対応を本格化している状況であり、当院では、別紙5のようなフローを策定しています。

　事務部門は、院内の対応マニュアル策定検討に積極的に参画し、紛争化してしまった場合に備えるポイントを盛り込むことで、病院全体の対応を手堅いものにするよう、サポートする必要があるでしょう。

■採血トラブルへの処方箋

　採血トラブルに対するリスク対応として、現時点では以下のポイントが必須であると考えられます。

別紙5　採血合併症に対する部内フロー

痛い・しびれる・突っ張る・重い・力が入らない・腫脹・痣等の訴えが採血中あるいは採血後にあった場合（診察後の訴え、後日の訴えに関しても下記に準ずる）
1．普段とは違う感覚かを確認して、すぐに採血中止
2．室長（不在時は代理）へ交代
3．針を入れた時点、採血中、針を抜いた時、採血直後、数分〜十数分後のそれぞれの時点で様子の聞き取り
　① 速やかに快方に向かっていると言われた場合：終了
　② 緩やかに快方に向かっていると言われた場合：しっかりと圧迫止血して、腫脹や痛みのある場合はアクリノールで湿布。診察前の場合は、診察の後に寄っていただき症状を確認して、その時点で症状消失の場合、終了。症状継続の場合は、採血副作用（疑）記録対象となる。
　　＊採血前検査で担当医と連絡が取れる場合は、担当医に電話にて状況報告。
　③ 深刻な症状（痛みが強い・しびれ・掌握困難・大きな腫脹など）がある場合：しっかりと圧迫止血して、腫脹や痛みがある場合はアクリノールで湿布後、検査部長に報告して指示を仰ぐ／担当医への連絡／採血副作用（疑）記録対象となる。
4．部内システムにコメント入力し、次回採血時は室長あるいは採血ベテランのスタッフが対応して、予後の聞き取りを行うと同時に再発防止に努める。
5．すべてのケースにおいて、考え得る原因・今後起こり得る症状と頻度・予後に関する可能性を説明し、何か不安があった場合には、すぐに採血室にご相談いただくことをお伝えする。

1．「標準採血法ガイドライン」に準拠した、適正な採血順序をマニュアル化し、担当スタッフのスキルを保っていることを証明（文書化されたマニュアル以外に、現時点で個別の採血手技の正しさを証明することは難しいため）
2．採血スタッフに対する教育訓練が行われていることの記録
3．誰が治療の担当医であり、相談・交渉の窓口はどの部門の誰であるかを早期に明確にすることが、患者さんからの信頼を保つには必要
4．発生時とその後のフォロー時に、詳しく訴えを聞く
5．さらに、各時点での訴えは、必ずカルテ等に記載する

6．末梢神経伝導検査などの機能検査を組み合わせて対応していくことも必要（検査・治療の費用負担の課題も残ります）

【参考文献】

『標準採血法ガイドライン』日本臨床検査標準協議会

6

入院案内パンフレット

■事前に説明すべし

　効果的な入院治療には、患者さんと医療者の共助が必要です。この点を、入院の際には患者さんに認識していただき、両者一丸となって治療にあたることが肝心です。

　しかし、残念ながら、権利主張だけを全面に押し出される患者さんも散見されます。こうした方ほど対処に神経をすり減らす難しいトラブルに至る場合が多く、現場スタッフは大変な労力を費やしています。

　入院トラブルへの対処が難しい理由は、2つ。1つは、退院まで途切れなく当該患者が施設内にとどまり、対応がエンドレスなため。もう1つは、家族構成・容態・年齢など、さまざまな要件が加わることが多いためです。

　「説明した」、「いや聞いていない」といった不毛の議論に突入する前に、入院時に留意いただくべき事項を網羅したパンフレットによってトラブルを抑制しなければなりません。事前の説明がなく、入院後にトラブルになった場合と、説明を明記・配布したうえでトラブルになった場合では、その後の展開に大きな差異が生じます。

　今日、病院で入院時に説明すべき事項は何か？　入院時トラブルの原因となる4つの概念から、入院パンフレットに明記すべき事項を見直します。入院の申し込み時は、患者さんに入院生活を説明する絶好

の機会です。
　今までの苦い教訓を反映させ、入院パンフレットを更新すれば、クレーム対応時間の節約という成果が得られます。

■変化した意識

　今日、入院上のトラブルは、次の4つの概念に分類されます。
① 　身体の有限性と医療の限界への理解度に由来するもの
　ノーリスクを求める社会と現代医療との温度差。医療の不確実性への疑問。
② 　生活様式と価値観の変化に由来するもの
　現在の日本では、個室空間の生活が当然となった。他人と寝起きを共にする病院の共同生活は、全世代にとって特異な環境。
③ 　日常医療の高度化・複雑化への理解に由来するもの
　高齢化・合併症などにより、入院時点でケア度の高い患者層が増加。このため実際は、入院生活のそこかしこにリスクが潜んでいる。しかし、患者さんの感覚は「手術＝リスクが高く、半面、入院生活自体は完全看護でリスクは低い」である。何らかのトラブルがあれば、「当然、安全に行われるべき治療や看護が、行われていなかった」となる。
④ 　入院生活が社会通念や常識から隔絶されたものという誤解から生じるもの
　社会通念上、許されない行為は当然、入院生活においても受容されない。にもかかわらず、「入院生活は日常とは別」といった一種の甘えの存在。

■さまざまな要説明項目

あらかじめ了解していただくべき項目を書き出してみます。

(1) 身体の有限性と医療の限界への理解度に由来するもの
- ●説明と同意・意思表示・治癒を約束するものではない、等
  - □診療行為は患者さんの病気の治療、あるいは病気の進行をくい止めるために行われるが、多少なりとも危険を伴う。
  - □治療を受けるかどうかは説明を聞いたうえで、患者さん本人が最終判断を行う。
  - □治療が、病気になる前の状態への回復を約束するものではないことの了承。
  - □診断、検査、治療などで分からないことは、主治医、看護師へ尋ねる。
  - □理解し、合意のうえで治療を受ける。理解・合意できない場合は、その旨を伝える必要がある。
  - □病状や治療方針などの説明を受ける際は、聞き間違いや誤解を防ぐため、できれば1人ではなく家族と一緒に聞く。
  - □家族が別々の時間に来院し、それぞれが説明を求めることは、極力控える。
  - □診療は、救命医療が最優先されるが、救命医療に関しての患者自身の意思表示が明確かつ有効な場合は、その意思を尊重する。
  - □患者本人の意思が不明なときは、家族の希望を聞く。
  - □宗教的信条、ドナーカード、リビングウイル、人工呼吸器使用の諾否、輸血に関する希望など、事前に意思表示がある場合は、明確に表示する。
- ●転倒転落・拘束・感染などの不回避
  - □状態によっては、入院中に転倒・転落・徘徊が生じる場合がある。

□家族の同意を得たうえで、やむを得ず最小限の行動制限（抑制・拘束）を実施することもある。

□医療従事者は、院内の「感染防止対策マニュアル」に従って医療を行う。しかし、病院内にはいろいろな病原菌を持った患者さんが入院しているため、院内感染は完全に防げるわけではない。

□感染症が疑われる症状（発熱・咳・下痢など）のある方は、面会を遠慮する。

□重症患者や抵抗力が低下している患者は感染を受けやすい状態になっているため、病室によっては手の消毒や予防着・マスクの着用など、家族にも協力をお願いすることがある。

□乳児同伴での面会（赤ちゃんを連れてくる）は、原則として控える。

（２）　生活様式と価値観の変化に由来するもの

●日常生活　同室内患者トラブル防止

　□１日のスケジュール　起床と消灯

　□テレビ視聴時間　イヤホンの利用

　□入浴　病状によりできない場合あり。

　□食事時間

　□食事は療養の一環でもあり、病院の食事を摂る。

　□選択メニューを用意するも、病状により対応できない場合もある。

●盗難対策　盗難発生の防止と発生時の解決に有用

　□持ち物の整理には、床頭台とベッドサイドロッカーを利用する。

　□貴重品ボックスには必ず鍵をかけ、鍵は常時身につける。

　□鍵は、退院時にナースステーションに返却する。

　□盗難・紛失に対しては、責任を負いかね、鍵の管理を含めて厳重に注意する。

　□多額の現金と貴重品の持ち込みは禁止。

□楽器その他の音の出るもの、酒等のアルコール類、動物（ペット）、ベンジン等の引火しやすいもの、たばこ、ライターは持ち込み禁止。
　●個人情報管理と医学の進歩への協力の関係
　　　□がん登録・NCDへのデータベース登録への協力
　　　□個人情報管理指針

（3）　日常医療の高度化・複雑化への理解に由来するもの
　●「いつもと同じスタッフでない」との申し出
　　診療体制……医師は、診療科別に分かれて主治医を決める。夜間および休日は、原則として当直医が診療にあたる。
　　看護体制……健康保険法に基づく○対1看護体制をとり、看護師の勤務体制は○交代になっている。受け持ち看護師制による交代勤務のため、受け持ち看護師が不在の場合は、別の看護師が担当する。
　●服薬管理　後発品の流入への対応
　　　□入院前に服用している薬がある場合、入院時に持参の上、看護師・薬剤師に知らせる。
　　　□医師、看護師、薬剤師が渡した薬以外は、服用・使用しない。
　●医療安全　誤認防止
　　　□同じ病気の患者さんや、同姓同名の方の間違いを防ぐために、検査や処置の際は、自ら氏名を名乗る。
　　　□点滴ボトルや内服薬などに、自分の名前が書いてあるか、家族も含め、できるだけ確認する。

（4）　入院生活が社会通念や常識から隔絶されたものという誤解から生じるもの
　●違法行為とその対処
　　　□身体的暴力や暴言、あるいはセクハラやストーカー行為を行っ

た場合は、診療を中止し、退院となる場合がある。また、必要に応じて警察に通報される。
- □飲酒等により、院内の秩序を乱す行為があった場合は、診療を中止し、退院となる場合がある。
- □医師、看護師などへの過剰な要求は、診療機能への重大な影響からいっさい応じられない。場合によっては診療を中止し、退院となる場合がある。

●その他のルール：携帯電話、喫煙
- □病院敷地内は全面禁煙となっている。病院敷地内での喫煙があった場合には診療を中止し、退院となる場合がある。
- □携帯電話の使用を制限している場所での使用は遠慮し、他の方々の迷惑とならないよう、場所および時間には十分、配慮する。

●支払い：入院日数カウント方法
- □医療費の請求を受けたときは、速やかに支払う。
    入院料・差額室料は、1日単位（0時～24時）の金額である。したがって、入室時間（利用時間）にかかわらず、1日分として計算（宿泊施設の計算方法と異なる）。

●面会、外出、外泊、見舞いルール、無断離院対策など
- □外出や外泊の際には、医師の許可が必要
- □無断外出・外泊の場合は、入院の継続が難しくなる場合がある。
- □面会時間　面会簿に記帳
- □時間外の面会には医師の許可が必要で、許可がない場合には、時間外の面会はできない。
- □病状によっては、面会を断わる場合がある。
- □面会は原則として、デイルーム（面会ホール）で、療養の妨げとならない短時間としていただく。
- □面会の方の病棟内での飲食・喫煙は厳禁

□電話による入院・面会の問い合わせには対応していない。
　□面会の案内を希望しない場合は、申し出が必要

　項目は、恒常的な見直しが必要です。入院パンフレットは病院が診療への姿勢を宣誓するものであり、表層的サービス項目に終始した耳さわりのよさだけが目立つものであってはなりません。

　治療という本来の目的のために、多くの患者さんは入院生活のルールを肯定的に守っています。入院加療における入院患者さんの義務とは、「常識を全うし、治療に専念」することです。"患者満足"の患者とは、「治療にいそしむ大多数の患者さん」であり、勝手気ままを続ける少数者ではありません。

　とても残念ですが、この点をパンフレットにうたうことが必要な時代になりました。

7

診察記録を削除せよ

■Amazonのレコメンド機能

　「本棚を見れば、その人の性格や嗜好がある程度わかる」といった説があります。他人の本棚を拝見する機会は減っていますが、今日ではAmazonがこの説の代弁者でしょうか。

　Amazonで何を購入したか、チェックしたかの履歴は、蔵書以上に、リアルにその人の嗜好や生活を浮かび上がらせます。過去の購入・閲覧履歴だけでなく、さらに同じ商品を購入した人が一緒に購入した商品を、個人別にオススメな商品としてメールをこまめに送信してきます。個人ごとに内容を最適化させるこの「レコメンド機能」によって、Amazonは小売業全体の10位前後に位置する急伸ぶりです（2013年2月19日日経）。

　単純に「便利！」という反応の一方、「ネットからの個人情報流出や不適正利用が絶えないので、履歴をクリアにしたい」という要望も存在するようです。Amazonが履歴のクリアに応じるかどうかは不明ですが[1]、「サービスの利用履歴は、利用者個人の意思で削除されるべき」という考えが芽生えつつあり、実際に履歴を削除する通販業者

1）注文履歴を全部消去したい場合、可能なのだろうか？
　　履歴の表示停止などは対応（別項目で名簿等外部販売しない旨あり）と思われますが、履歴自体の抹消は、販売後の消費者保護（保障）のため不可避のようです。リコール時のトレーサビリティ（追跡性）の制約もあるためと思われます。

も存在します。病院において「受診履歴をクリアしたい」と患者さんから申し出を受けるなど、ひと昔前はあり得ない要求だったのかもしれません。しかし、すでに「貴院で診療を受けた記録の削除」という要望に、私は何回も遭遇しています。診療記録は最も重要な病院資産の一部であり、一方で個人情報の最たるものです。削除は当然、受け入れがたい要求ですが……。

■「すべて削除されたし」

—◆エピソード◆—

　とある日の夕方、医療相談窓口から私に電話があり、「個人情報保護の件で、患者さんから申し入れされているが、対応しきれない」とのこと。ロビーに降りてみると、三つぞろえスーツを着た壮年男性が１人、待ち構えていました。氏は挨拶も早々に「個人情報保護法の消去規定により、貴院での受診記録をすべて削除してもらいたい」と言います。私は「医療法によって、診療記録の保存が医療機関には義務づけられているので、削除には応じられない」と答えました。

　すると、氏は「企業・団体が保有する情報にはいずれ流出の可能性が存在している。したがって、私に関する無用な情報はどんどん消していくのが正解と考えている。お宅の病院のHPにも削除申請書がきちんと用意されていて、ダウンロードして記入してきたのだ」と反論します。「医療記録は無用な情報ではないし、今日生活の足跡を消去するのは難しい」と思いつつも受診履歴を調べると、氏は最近、全く当院を受診しておらず、紙のカルテが１冊、カルテ庫にあることが分かりました。

　氏は気持ちを昂(たか)ぶらせることもなく、淡々とした態度で要求を繰り返します。私が見る限りでは、何らかの脅迫観念に駆られているよう

には見えません。
　確かに、当院ホームページ中の個人情報保護法部分には、書式一覧に、氏の指摘する訂正・追加・削除申請書がアップされていたのでした（別紙6）。

■利用の秘密～図書館は利用者の秘密を削除――

　治療記録というセンシティブな情報を扱う業種として、病院は最たるものです。一方で、個人の思想・信条という、これも微妙な個人情報に触れる業種として図書館がありますが、個人情報保護へのスタンスは病院とは全く異なっています。
　図書館では利用者の閲覧記録が第三者に知られるのを防ぐために、閲覧履歴を極力保持しないことによって、利用情報保護を実現しています。個人情報には、返却後は利用回数さえ残らないとしている施設が多いようです。
　「貸出記録は、資料が返却されたらできるだけすみやかに消去しなければならない」[2] (1984年日本図書館学会「貸出業務へのコンピュータ導入に伴う個人情報の保護に関する基準」)
　こうした対応は、図書館利用者の閲覧履歴が、捜査当局などに安易に提供された場合、憲法で保証された思想・信条の自由の侵害を許すことにつながるとの考えからです。
　個人情報保護の形態は、業種によってさまざまだと感じる部分です。

---

2) 図書館の自由に関する宣言（日本図書館協会の綱領）では、次のように定めている。
　第1．図書館は資料収集の自由を有する。第2．図書館は資料提供の自由を有する。第3．図書館は利用者の秘密を守る。第4．図書館はすべての検閲に反対する。
　戦前思想善導機関！としても機能した図書館の歴史から昭和29年に打ち出された。

別紙6　ホームページの「個人情報に関する訂正・追加・削除請求書」

個人情報に関する訂正・追加・削除請求書

虎の門病院

院長　　　殿
　　　年　　月　　日

　私は、貴院が保有する個人情報について、下記のとおりの訂正・追加・削除（以下、訂正等）を請求いたします。

訂正等を希望する患者氏名等	フリガナ	
	患者氏名	
	ID番号	
	住　所	
	生年月日	
訂正等を希望する記録等	訂正等の希望個所を特定する記録文書名、日付	訂正等の具体的内容 *訂正請求は客観的事実に限ります

　　　　　　　　　　請求者　　氏　　　名　　　　　　　　　印

（自署）
患者との関係 _____

住　　所
電話番号

　あなた（請求者）は次のどれに該当しますか。1つ選んでください。

　□患者本人。
　□患者が未成年者である場合に、その親権者または未成年後見人。
　□患者が精神障害者である場合に、その保護者→診断書を添えてください。
　□患者本人が選任した弁護士→代理人選任書を添えてください。
　□患者が開示請求を請求する意志能力を欠く場合、患者の配偶者または直系血族が選任した
　　弁護士→代理人選任書を添えてください。
　□患者が死亡した場合に、患者の配偶者、子、親、およびその他の法定相続人。
　□患者が死亡しかつ患者の配偶者、子、親、その他の法定相続人が成年被後見人である場合に、
　　その成年後見人。
　□以上のいずれにも該当しない。

■押し問答の末に

　「削除しろ」という紳士と「当院の定める一定期間内の削除はできない」という私の話し合いは、結局2時間を超えました。

　本当のところは、「自己の個人データを本人が企業に訂正を要求できるのは、企業があらかじめ定めた利用目的外で使用したか、その個人情報を不正な手段で取得した場合だけ」となっています（『プロ法律家のクレーマー対応術』　横山雅文著　PHP選書522）。

　つまり、診療の過程で記録されたさまざまな個人情報は、治療という正当な目的のために取得されたものであり、削除要請に応じる必要はないことになります。氏にその部分を繰り返し説明しても、納得されませんでした。今回は紙カルテゆえに結局、カルテを当職の責任において厳重に保管するということでお引き取りいただきましたが、電子カルテであればお手上げで、双方なんとも後味の悪い顛末となったのでした。

　この例は極端ですが、背景は「機微情報を保存させる相手は、本人が決めるべき」という考えの広がりです。一方、最近ではマイナンバー制度やレセプトデータの活用がさかんに議論されています。また、電子カルテが一般化し、紙カルテ保管の負担から解放された病院は、サーバー増強やクラウド技術を活用したバックアップ補強によって、カルテ保管期間を延ばす動きが予想されます。一方で、電子化の進化はすなわち、行動の足跡がいっそう明確に残る社会を、提供者・利用者双方が受け入れることです。

8

初診になりますが

　2012年の参議院において、初診時選定療養費に関する質問主意書の提出が行われました（別紙7）。

　産労総合研究所発行の『医療アドミニストレーター』において、保険外併用療養費の2014年集計では、初診時保険外併用療養費は全国の200床以上の病院の87.4％で徴収、最高額10,800円、最低額200円というものでした。このことから、初診時選定療養費は、社会に大きく定着していることがうかがえます。

　したがって、今回の質問主意書は、多くの医療機関に関係するものであったわけです。

■質問主意書とは

　国会における質問主意書の提出とは、どのような意味を持つのでしょうか。

　国会開会中、国会議員は議長経由で内閣に対し、国政のさまざまな問題を「質問主意書」によって質問することができます（国会法第74条）。議長の承認を受けた質問主意書は内閣に送られ、内閣は受け取った日から7日以内に答弁（文書）しなければなりません。では、質問主意書による内閣への質問に、どのような特徴があるのでしょうか。

別紙7

質問第167号
病院の初診に関する質問主意書
　右の質問主意書を国会法第七十四条によって提出する。
　　　　　　　　　　　　　　　　　　平成24年6月28日
　　　　　　　　　　　　　　　　　　　　　□□□□

参議院議長　殿
　病院と診療所の機能分担を図るため、他の保険医療機関等からの紹介なしに二百床以上の病院を受診した患者については、自己の選択に係るものとして、初診料を算定する初診に相当する療養部分につき、その費用を患者から徴収できることになっている。
　ただし、厚生労働省保険局医療課長通知によると、この初診に係る特別の料金を徴収できるのは、患者への十分な情報提供を前提として、当該病院を受診するという患者の自由な選択及び特別料金を支払うという同意があった場合に限られる。
　にもかかわらず、病床数二百以上の病院においては、他の医療機関の紹介状がない患者から、同意なしに事実上強制的に同料金を徴収しているという実態がある。
　そこで、以下のとおり質問する。
一　保険医療機関は、健康保険法に基づく告示に関する前記通知内容には、厳正に従わなければならないはずである。とすれば、患者が同意しない場合、病院は同料金を徴収できないと考えられるが、この点について政府の見解を問う。
二　二百床以上の病院は、他の医療機関の紹介状がない患者に対して、同料金があくまで同意に基づき徴収されるものであることを周知させていない。その結果、多くの患者は、同意の有無に関係なく支払わなければならないものと錯誤に陥っている。この実態は、前記通知の趣旨に反し、好ましくないものであると考えるが、政府の見解を問う。
三　患者が同料金の支払に同意せずに医師に診療を求めた場合、医師がその求めを拒否することは応召義務に違反することになるのか、政府の見解を問う。
　　右質問する。

●国政一般について質問できる

　議員が国政について内閣に問う場合、通常、各議院規則で定められた委員会の所管事項外の場合は詳細な答弁は期待できません。しかし、質問主意書は、国政一般について内閣の見解を求めることができます。

●内閣の見解を確実に引き出せる

　答弁書は関係機関で調整され、閣議決定（7日以内に答弁できない場合は、その理由と答弁できる期限が通知される（国会法第75条）。

かつては7日間の期限内に提出される例は少なく、3カ月程度の期間を要するものもあったが、最近では、答弁延期はほとんど行われなくなった）を経て内閣総理大臣名で文書回答されます。したがって、内閣の統一見解としての重みがあります（今回の答弁書は別紙8）。

● **議員1人でも提出できる**

本会議や委員会での質疑の場合、少数会派の議員や会派に属しない議員は、望んだ質疑時間が確保できない場合もあります[1]。しかし、質問主意書には、所属会派の議員数等による制約もありません。こうした質問主意書の特徴を積極的に活用する議員によって、提出件数は

別紙8

```
■　議員質問に対する回答
答弁書第一六七号
内閣参質一八〇第一六七号
　　平成二十四年七月六日
                                    内閣総理大臣　野　田　佳　彦

            参議院議長　平　田　健　二　殿
参議院議員□□□□君提出病院の初診に関する質問に対し、別紙答弁書を送付する。

            参議院議員　　□□□□君提出病院の初診に関する質問に対する答弁書
一及び二について
　保険医療機関が患者からお尋ねの料金を徴収するに当たっては、当該保険医療機関が当該患者に対して十分な情報提供を行った上で、当該患者の同意を得ることが必要であり、当該保険医療機関が当該患者に対して十分な情報提供を行わず、又は当該患者の同意を得ないで、当該患者から当該料金を徴収していることが判明した場合は、当該保険医療機関に対して厚生労働省地方厚生局長（地方厚生支局長を含む。）等による指導が行われるものと考えている。
三について
　医師法（昭和二十三年法律第二百一号）第十九条第一項の規定による診療に応ずる義務の有無を判断するに当たっては、同項にいう正当な事由の有無を個々の事例に即して具体的に検討することが必要であり、お尋ねについて、一概にお答えすることは困難である
```

1）原則として所属する会派の議員数に比例して質疑時間が決まる。

大きく増加しているようです[2]。

　最終的に質問主意書と答弁書は、提出者の所属する院のすべての議員に配布されるほか、両院の本会議録に掲載され、さらに参議院ホームページでは、戦後昭和22年第1回国会からの質問主意書と答弁書をすべて閲覧できます。つまり、国政において記録されるわけです。

■選定療養導入の経緯（医科のみ）

　特定療養費制度はご存じのとおり、療養全体費用のうち、基礎的部分については保険給付をし、特別料金部分については全額自己負担とすることによって、患者の選択の幅を広げようと誕生しました（平成18年10月1日、先進的な医療に対して一部を保険給付の対象とする「評価療養」と、サービスなど被保険者の選定にかかる「選定療養」とに再編成）。

　初診時選定療養費は平成8年に、200床以上の病院における初診料「（4）、医療機関の選択にかかるニーズへの対応」として認められています。

■支払いを拒んだらどうなるか？

　質問の趣旨は「初診で診察を希望した場合、初診時選定療養費の支払いを拒否しても応召義務があるため、病院は受診を拒めないのではないか？」と一石を投じた内容です。（本質問が提出された趣旨は不明）。

　これに対する答弁書での回答は「説明・同意を得た上で徴収していないと病院を指導する」（一、二）、「具体的な事例によって検討が必

2）全体の70%を超える質問主意書を作成させた政治家も。議会運営上の弊害もあるとして議論になった。

要だから一概に是非を判断できない」(三) といったものです。

(一、二) は、事前説明を省いてはならないといった趣旨で従来どおり。(三) は「具体的事例がないと判断できない」と、曖昧な回答にしています。

では、実際に患者さんから今回の質問のように迫られ、診療を断った場合はどうなるのでしょうか。

以前「病院の初診時選定療養費徴収はおかしい」という国政モニターに対する厚労省の回答では、別紙９の下線部のように、「受診することを希望されたものとして」扱うとしています。

差額室料においても患者さんから、利用後に「十分な説明を受けていない・同意もしていない」と、支払いをしない例が散見されます。初診時選定療養費についても同様の轍を踏まないよう、今回の問答は提起しているのではないでしょうか。

私見ですが、別紙９と同じ認識に立てば、「当院において受診されることを希望される場合、○円のお支払いが必要」と、粛然と請求することになるでしょうか。

受付スタッフにとって、初診時選定療養費の説明は負担です。そのため、「再診」に流れがちです。事務管理者は初診算定が正しく行わ

別紙９　平成17年国政モニター「お答えします」より（下線部筆者）

　現在、厚生労働省においては、医療機関の適切な機能分化を推進しております。これは、地域の診療所や小規模の病院の「かかりつけ医」が初期診療を担う一方、大学病院や総合病院等のいわゆる「大病院」は、高度・専門的な医療を提供するというものです。(中略)
　このような観点から、大学病院等の200床以上の病院については、患者さんが紹介状を持参されずに受診された場合、<u>患者さんが特に当該病院において受診することを希望されたものとして</u>、「特定療養費制度」により、初診時に患者さんから各病院の定める特別の料金を徴収することを認めています。(大学病院等の特定機能病院については昭和63年より、200床以上の病院については平成８年より実施)
　(後略)
　以上のような制度の趣旨を御理解いただきますよう、御願いいたします。

れているか、モニタリングし、改善するPDCAサイクルを継続しなければなりません。これを行わないと今回の質問主意書ではありませんが、「初診時選定療養費は払わないけど、受診する権利がある」と言われ、再診ばかりになりかねません。

COLUMN 日独保険制度

　ドイツは社会保障制度が最も充実した国の1つだそうである。しかし、日本で言うところの健康保険は、公的保険加入と民間保険加入が選択できるようになっており、民間保険加入者は給付上限が大きいことから、医療機関で優遇されるそうである。ドイツで社会保障制度が充実したのは、19世紀にビスマルクによる富国強兵策による「飴と鞭」政策の一環だそうであるが、真の狙いは当時の共産主義の侵食を防ぐ防波堤としての役割であった。しかし、そのドイツも近年は社会保障費圧縮に大変苦労しているという。（『びっくり先進国ドイツ』熊谷徹著　新潮文庫）

　翻って、日本における健康保険は昭和13年、国民健康保険制度が農村を対象に成立し、昭和18年戦争遂行の国力増強を目的に適用を広げ、農林、漁業、中小商業者（個人）等も国民健康保険の対象となった。

　両国の社会保障制度は、当時列強から一歩後塵を拝していた日独の戦力向上の国策として産声を上げた。現在は両国とも人口の高齢化などの先進国病から、給付の制限に苦労している点は興味深い。選定療養費も医療ニーズをフォローしつつも、健康保険制度も堅持するための苦肉の策として登場したものであろう。

9

入院はヒミツで

　皆さんは、議員会館に行かれたことはありますか？

　議員室へ通るには「面会証」が必要で、訪問先の議員名や自分の氏名、住所などの必要事項を記入しなければなりません。これを受付に提出し、受付から議員室に通してよいかどうかの確認がとられます。約束が確認されて、はじめて議員室へ通されます。

　私は議員会館同様の「面会選別を病院で行ってほしい」とする風潮に、危機感を感じています。

■入院の非公開を行うかどうか

　入院の際に、今回の入院を秘密にするかどうか、見舞い客に病室を案内してよいかどうか、確認する病院が増加しています。この場合、入院を秘密にするかどうかは誰が決めるのでしょうか。質問サイトに、こんな質問があります。

質問　（要約）入院して面会制限となっている家族に対して、特定の面会者を断ってもらったりすることはできますか？　ある事情があり、見舞いに来てほしくない人がいます。自分では四六時中監視できないので、病院の受付や守衛にお願いしてもよいのでしょうか？

回答①　（要約）【特定の人】だけというのは不可。入院したときに、個人情報の説明を受け、入院の問い合わせがあったときに答えてよい

か聞かれます。しかし、特定の人だけは駄目です。いちばんよいのは非公開設定にして、来てもいい人だけ知らせるのがベスト。

回答②　基本的に、「〇〇さん（来てほしくない人）が来たら断ってください」というのは可能です。「精神的な負荷」それだけで十分な理由です。面会者当人への面会拒否理由は、処置中・検査中・ムンテラ中と、いろいろ言えます。ただし、<u>患者本人が面会を拒否していない場合は話は別になると思います</u>。また、多数いるスタッフが、その面会者の顔を把握するのは難しいと思います。名前を確認して「あなたは不可です」となると、ややこしいことになると思います。

　多くの病院は、①の回答に準じる運用と思われます。当院でも、入院時の本人申し出によって、こうした「非公開設定」を行うかどうかを決めています（②の回答には、感覚の乖離に驚きました）。

■面会トラブルの背景

　面会のトラブルは、患者さん本人が面会の可否をはっきり判断できる場合、回答①の対応に沿えば多くは問題はありません。

　問題は、患者さん本人の意思表示が難しい場合に、周囲の親族と病院の間で生じます。回答②の下線部にあるように、世話をしている親族から、「今回の入院を秘密にしてほしい」と申し出があった場合、安易に「了解しました。秘密にします」と快諾すると、後々トラブルに巻き込まれかねません。

　核家族や単身世帯が増加していますが、自宅ではなく病院で、人生最期の時を迎える方が大半です[1]。「遺言ノート」の売れ行きが好調

---

1) 「人生の最期をどこで迎えるか」については、最期は自宅でという希望が80％を超えるものの、実際には、病院で亡くなるケースが80％を占めている（東京新聞2012.7.1）。

なのも、いかに壮健なときに、前もって相続を明確にすることが難しいかを示しています。多くの人は人生最期の日々を、入院患者として相続問題に直面します。こうして周囲の親族は色めき立ち、「すわ臨終か」と、患者のベッドサイドを占有して、有利な遺言を引き出すための活動を始めます。普段は疎遠にしている親族の間では骨肉の争いも双方遠慮がなく、一気に炎上します。

　本来、病院と無関係なもめごとなのですが、対応によっては病院が親族たちから責められ、つらい立場に追い込まれます。

■紛争3例

① 兄弟間

　患者は男性高齢者。次女が身元引受人。入院中の世話も次女が行っていた。次女から「他の兄弟と父は不仲なので面会謝絶とし、他の兄弟を近づけないでほしい」と要望される。いったん了解してしまい、来院した長女の面会を制限しようとすると、長女から「次女の申し出は真実とは異なり、いつもは私が父の面倒をみている」と、猛烈な抗議を受けた。困惑したスタッフが次女に伝えると「面会を制限すると約束したのに、反故にするのか」と抗議された。

　一方で、長女の夫までも来院し、「義父に会わせろ」と守衛室で強訴、スタッフは本来業務に支障が生じるほど対応に苦慮した。最終的には病院で姉妹双方を面談させる席を設けた。

② 離婚調停中の配偶者と息子

　患者は女性高齢者。息子より「患者と夫は離婚調停中であり、一切父と面会させないでほしい」と申し出あり。本人の意思が確認できないため、この申し出を断ると、次々と以下の質問に回答を求められた（■は私の回答）。

□面会制限について→他の医療行為についてはすべて私（息子）の代諾で行ってきたのに、面会制限だけはなぜ患者本人だけか？
■回答：当院では、患者本人からの申し出に限って、入院を公開とするか非公開とするかの運用を行っています。

　面会の権利は親族間で同等に存在します。患者本人以外からの申し出を病院が受理した場合、患者周辺の皆さんの権利の平等を阻害する可能性があるためです。親族が病院に来訪された場合、病院は面会を制限する、もしくは敷地外退去を命じる等の権利はありません。
□病院から面会できないと、他の親族に電話してほしい。
■回答：親戚に対し、面会制限の連絡を病院から行うことはできかねます。
□電話対応→夫からの電話が患者の入院する病棟にまわされたのは、なぜか？
■回答：電話で「ある患者さんが入院されているか」との問い合わせがあった場合、当院ではお答えしていません。病棟にまで電話がまわった経緯は、当院には分かりかねます。

　結局、症状が小康状態のときに本人の意思を確認し、面会制限を行った。その後、幸い夫からのアプローチはなかったが、夫が来院した場合、トラブルになる可能性もあった。

③　正妻と愛人

　毎日世話をする女性が妻で「キーパーソン」であると、スタッフ一同は信じ込んでいた。しかし、症状が急変し、危うい状態になったとき、「正妻」を名乗る女性が登場。「世話をしている女性は愛人であり、今後近づけないでほしい」と申し入れをされた。患者本人の意思が確認できないため、病院ではいかんともしがたい旨返答したが、納得しなかった。その後、双方が病室でバッティングし、大立ち回りとなった。

　こうした面会トラブルに共通する条件は、次の４項になります。

1．患者本人の意思確認ができない生命の危機的状況下で入院
　2．患者に経済的ゆとりがある（印象）
　3．一部の近親者による患者の囲い込み
　4．多くは、遺産関係が背景（と推察）

　結果も同様であり、病院が面会制限の申し出のあった近親者の意向を尊重すると、利益が相反する他の近親者から抗議を受けて難渋するといったものでした。

■結局は「関知しません」

　患者本人の意思が明確でない場合、訪ねてきた人物が病院で迷惑行為を行ったのでなければ、排除することはできません。加えて、特定の人物だけを指定され、面会制限を行うことは現実的には難しいため、患者さんとの安易な約束は控えるべきです。

　本来、患者本人が親族の誰と会ってどういう話をするかは、親族の間で決めるべきことでしょう。すなわち、病院はノータッチの立場を貫くことが肝心ですが、（恐らく）金銭の絡んだケースでは、容易には納得しない場合が多いものです。執拗な要求には、最終的に「本回答は職制上の回答ではなく、病院として回答申し上げるものです。当院としては、ご親族内で解決いただくべき課題という認識です」と、断絶しかありません。

　声が大きく、要求が厳しい親族寄りに対応しがちになりますが、この要求を受け入れた場合、他の親族からの反撃にこそ注意する必要があります。患者さんが亡くなった場合は、「一方の申し出だけを取り上げ、病院のせいで死に目にも会えなかった」と責められます。筋をとおした態度を貫くことがポイントです。

　医療職の呼ぶ「キーパーソン」は、治療上重要な役割がありますが、

キーパーソンと他の親族の権利は同等である点には注意が必要です。高齢入院者が増加する現在、親族間の軋轢も増加が懸念されるでしょう。

COLUMN 子孫に美田を残さず

　財産皆無の私からみれば、相続の争いは全く実感がわかないが、古今より相続をめぐる確執は、恋愛と並ぶ文学の一大テーマである。代表的なものはリア王であろう。ストーリーは申し上げるまでもなく、多くの映画作品に影響を与えている。日本では評価が分かれた感もある黒澤明の「乱」が第一に挙げられよう。

　リア王にあたる一文字秀虎役の仲代達矢は、高齢で退位し、国を3人の息子に分割して与える（秀虎を裏切る長男太郎役に寺尾聰・勘当される三男三郎に隆大介・道化役にピーターであった）。

　秀虎はリア王同様に隠居後長男と次男を頼るが、裏切られて荒野をさまよい、次第に狂気にとりつかれていく。父を本当に愛する三郎との再会もつかの間、三郎も戦死し、秀虎は三郎の遺体を抱いて悲しみに絶叫し世を去る。太郎の嫁役の原田美枝子の怪演が印象的であった。

　しかし、リア王ではいざ知らず、中世日本における秀虎の境遇は、（もともと「乱」はフィクションであるが）あり得ないのではないかとの見方もある。

　中世日本では悔返（くいかえし）とよばれる行為が認められていた。これは親子間で相続（当時、多くは土地）後、元の土地所有者である親が、相続を否定して土地を取り戻す権利を認めるものであった。悔返が制度化された理由は、長男の権限強化である。悔返によって相続後も前惣領である親は、絶大な影響力を保持した。鎌倉幕府が御家人に課していた御家人役（家ごとに賦課）が円滑に納税されるためには、惣領（長男）中心の部族結合と財政基盤確保が不可欠であった。

　惣領に資産が集中するこうした日本の相続形態が、江戸時代には長男以外から部屋住みや無宿渡世人になる者を輩出し、近世以降の大都市への人口集中を生む土壌になった。

第3部

案件の示談・交渉・補償

1

交渉の難しさ

　医療過誤補償が一番難しい点、それは現状回復が望めない点にあります。

　医療過誤が起きた場合、時系列的に発生するのが「説明会」開催の要求です。説明会は名のとおり病状説明会にとどまらず、「今後の補償」、「本件への対応を病院はどう考えるのか」といった説明会に必然的に進んでいきます。

　医療過誤訴訟で有名な平沼直人弁護士（平沼高明法律事務所副所長）は、著書『医療訴訟Q&A』の中で次のように戒めています。

Q　医療過誤だとクレームのあった患者から説明会の要求がありました。説明会の要求に応じるべきでしょうか？

A　必ずしも応じる必要はありません。最適と考えられる方法が書面による回答であれば、それで説明・報告義務は果たされるものと考えます。

　「説明すればきっと分かってくれるはず」といった病院の楽観論は通用しないというわけです。実際、患者側弁護士のノウハウ本では、説明会要求の目的として、①当方（患者）側の過失構成の検証、②訴訟提起のスクリーニング、③訴訟対策・争点把握、の3つを上げており、当初から得るものを想定した説明会になっていると警告しています。

　問題は自施設に瑕疵があり、説明会と補償交渉を行わないわけには

いかない場合です。私はこのような席に繰り返し臨んできましたが、今も足がすくむような感覚にとらわれます。必要なのはテクニックよりむしろ胆力ですが、なかなか一朝一夕に育つものではありません。責められるシチュエーションで、いかに交渉するかについて考えていきましょう。

■準　備

① **交渉場所の設定から始まっている**

　説明会は通常病院で行うものですが、その後の補償交渉は「自宅訪問」を求められる場合があります。しかし、自宅は極力避けるべきです。間取りも分からない一般家庭への訪問は、病院の会議室とは段違いの心理的プレッシャーを受けます。

　また、靴を脱ぐ行為も交渉には不向きです。さらにトイレを借りるごとに、お茶をいただくごとに「すみません」の連呼になり、ますます心理的に追い込まれてしまいます（両方とも極力避けるべき）。「帰さないぞ」と言われればエンドレスになりかねず、せめてニュートラルな公共の場所（ホテルのラウンジ）の喫茶店等を選べないか考えます。公共の場所で行うことは、お互いが穏やかに振る舞わざるを得ない効果も期待できます。

② **背景を考える「メンツ」**

　交渉のなかで、判断の際に先方が重きをなすものを探ることは欠かせません。業種や職種などで、大義名分として何が重視されるかをよく考えます。例えば、公共機関であれば法律遵守や各種手続きが、サービス業であれば接遇姿勢が、建築土建業であれば納期が優先されます。性格同様、患者さんそれぞれが属する社会的役割によって、重きをなすものが変わります。何を一番大切な行動基準にされる方なのか、リ

サーチします。

■始まり

　補償交渉では、患者さんは常に(現在の医療では不回避な結果であったとしても)、心情的には「分かりました」と受け取りがたいもの。これは自分に置き換えてみても想像に難くないところです。テーブルについた瞬間から、患者さん・家族にすれば私たちのあらゆるところが気にいらない状態です。したがって、発言のすべてを否定され反論され、まるで暴風雨のような状況が当然です。

　むしろ、このように反感を露わにされる場合より、最初から挨拶を返される場合のほうが、より難しい展開になります。「礼」を尽くして挨拶を交わしたのち、本格的な交渉を準備している可能性が高いからです。

　猛烈な剣幕で怒鳴られても、交渉の冒頭で挨拶が首尾よくできれば「お加減はいかがですか」とクールダウンできる場合もありますが、最初にこちらの「礼」を失した状況を指摘されれば挽回は難しく、心象もマイナスにさらに傾きます。いずれにしても、「礼」は困難な状況で対面力をカバーしてくれる、コミュニケーションの基本です。

　最初がとにかく肝腎です。しかも苦しいことにマイナススタートですので、先方が常に最強と想定しておくことです。

■交渉中

聴　く

　病院の対応への不満を立て続けに責められると、次第に首を垂れる状況になります。本題の論点と全く異なる枝葉末節のクレームも多く

混じります。とにかく感情を爆発させてまくしたてられても、下を向いて黙ってしまうのではなく、何らかの反応をすることが大切です。「それは○○ということですね」と置き換え、整理を繰り返しつつ聴きます。オウム返しでも、うなずきでも、相づちでも、表情を出して聴くことが第一です。

何か返答を求められた際にすぐに反応できないときには、とりあえずオウム返しによって思考する数秒を稼ぐことができます。

観察

先方が複数出席されている場合、一番重きをなしているのは誰か？

（患者さんが出席されている場合）ご家族の中で誰の言うことに一番重きを置いて聴くのか、本件への関心や心象は同じかどうか（微妙に異なる場合も）、推察します（事前にカルテを読み込み、家族構成やキーパーソンについて情報を整理しておきます）。

キーパーソンと交渉のキーマンは必ずしも一致しないことがあり、両者の関係の整理も必要です。

誠意の基準

当初感情の爆発から始まった交渉も、次第に今後の対応にテーマが推移していきますし、推移させなければなりません。しかし、終わりなく「誠意をみせなさい」と、感情的議論が繰り返されてしまう場合があります。「誠意」は金銭的なものか、他の要求かは場合によります。

しかし、誠意にも一定の基準が必要であり、その基準の最もパブリックなものが法律ではないでしょうか。

こうした感情的な議論から逃れる方法として、「話し合いの目的は、私たち病院の説明と対応の正誤を決める場所なのでしょうか（多くは「そうだ、病院の説明と対応は納得できない」と返されます）、それとも本件を解決するためでしょうか。もし、病院の医学的見解の説明を正すのが目的ならば、私たちの医学的見解は今申し上げたとおりな

ので解決が遠のいてしまいます」と、現実的議論に引き戻す必要があります。それでも感情的発言のみに終始する場合は、話し合いによる解決に暗雲が立ち込めていると判断せざるを得ないでしょう。

交渉とは

話し合いは（たとえこちらが劣勢であっても）交渉である以上、どちらにとっても100対0はなく、「不満の分配作業」といった認識を双方で共有しつづけたいものです。

結論（着地点）「つまり〇〇〇というわけか」をこちらからではなく、先方から言わせることができれば上首尾ではないでしょうか。

■破談も

双方の主張が全くの正反対のままであったり、何倍もの差がある場合など、着地点が見いだせない場合もあります。今回の交渉に当たり、自分なりに「解決に至らず、破談した場合の展開」を事前に想定しておくことが必要です。

もちろん、自分１人で破談の決断を担うのではなく、管理者に了解を取っておくことが必須です。無理な示談は紛争の再燃など真の解決にはならず、あえて破談を選ぶことも、場合によって必要な判断です。

交渉に100％のハッピーエンドは期待できません。勝ち負け以前に「このトラブルが整理できてよかった」との思いの共有によって、幕引きができればベストと考えます。

■心の整理

重いテーマに関する話し合いは、１時間でも精神的な疲労は極限に達します。すべてを全力で受け止めてはいけません。適当に流せと言っ

ているのではなく、相手が当然抱く不満や要求を、たまたま自分に表出させているだけととらえなければ、心理的圧迫に堪えられず、あるタイミングでコップから水があふれ出すように自壊してしまいます。

　人間の体に関する補償交渉は、損保会社など一部のプロフェッショナルを除けば多くの人が経験するものではありません。経験のないことに対する過剰な怖れが自意識の肥大を呼び、体がすくんで反応できなくなります。

　これは自分に課された「役割」であって、自分の「人格」とは関係ないと考える。役割としてやっていることだから、相手からいかに責められようとも自分の人格やプライドを否定されたりするものではない、と切り離して考えます。

　自意識から自分を解放するには、「仕事として冷静に対応する」割り切りも必要です。

　現代はネットに頼りがちで、なるべく初対面の方と話さない生活シーンが増えています。しかし、対面力をつけるには、対人能力向上を意識して、日常生活でもなるべく多くの初対面の人と話をするトレーニングの必要があります。

2

交渉の原則　医療「交渉」

■「２割司法」と「裁判を回避する」

　「２割司法」という言葉があるように、世の中のトラブルのうち、司法によって解決されるのは２割に過ぎないといわれます。
　この言葉によれば、トラブルの多くは、当事者間の交渉によって解決されていることになります。病院トラブルの多くも、当事者交渉に解決が委ねられます。こうした場合、よく使われる言葉に「裁判を回避する」というフレーズがあります。
　確かに、些細なトラブルを何でも司法の場に持ち込まなければ解決できないとしたら、問題です。しかし「裁判を回避する」とは、初期対応や交渉に失敗し、本来、重大事ではないトラブルを、裁判にまで至らしめてしまう拙速な処理を戒めているものです。「裁判を何が何でも回避して解決せよ」という意味では決してありません。患者さんとの交渉は真摯に対応すべきですが、事実関係をないがしろにして、安易に妥協してはなりません。
　交渉によって解決を探る場合について考えます。

■交渉の原則

① **交渉の前に次のプロセスを終了していること**

患者さんからの要求の確認→事実関係の確認＋なぜ、今回のトラブルが発生したかの「原因究明」→分かりやすい説明→法律的・社会的責任の検討と判断

このプロセスが不確実であれば、交渉に入っても二転三転し、解決はおぼつきません。

② **交渉は「相互譲歩によるトラブル解決の手段」という認識**

交渉は、あくまでも満足・不満の仕分け作業です。そのためには、相互の要求を「譲歩できるもの」、「譲歩してもよいもの」と「譲歩できないもの」、「できれば譲歩したくないもの」の４つに分類します。

譲れないものと譲るべきもの双方があって、初めて交渉になる。これを認識していなければ、交渉は成立しません。

③ **常に破談も意識し、破談後の裁判や調停も念頭に置いて交渉する**

①の然るべき手順を踏んだうえでの交渉では、万が一、破談になったとしても致し方ないと考えます。相手方の要求が法外であったり、もしくは違法である場合など、お互いにどうしても譲れない場合、「交渉による解決が本当に適切か」を再考します。

交渉がまとまらない場合は調停・裁判等に進みますが、これを恐れると、交渉では解決できない事例で交渉を行い、泥沼化に陥ります。

④ **責任がないと考えれば、交渉を拒否**

病院に、法律的・社会的責任はないと判断した場合、交渉をせず、要求の拒否が原則です。

①の結果、事実関係や事実と被害との因果関係の有無、いずれかに病院の責任がなければ、交渉に応じてはいけません。トラブルの解決につられ安易に交渉した場合、要求のエスカレートが予想されます。

⑤ 責任がある場合、補償提案は慎重に

　補償を必要とする場合の最大補償額は、判決で予想される金額です。損害賠償額の算出は、交通事故の損害賠償をベースに行われます。これについては、弁護士や加入している医師損害賠償責任保険損保会社の担当者と検討を行います。

　注意が必要なのは、責任がない場合の「見舞金」は、給付の対象外であること。また、交渉の過程における現場の損害額の認識と、保険の給付内容には差異が生じがちな点です。さらに、基準も随時変更されます。最近では、男性が女性より低い障害等級とされていた外貌等級が、男女同一とされました。

　賠償の算出基準には、さまざまな基準があるため（表1）、保険の対象範囲（免責の有無など）も含めて常に弁護士、保険会社に繰り返し確認しつつ、交渉を行う必要があります。

＊保険の使用を話すべきか

　保険からの給付を話すべき、もしくは話すべきではないという意見があります。「責任を感じているなら、保険以外に病院が負担してでも支払えばよいでしょう」と、追い詰められることも多いことから、私は保険の話題には触れないことを勧めます。

表1　賠償の算出基準

```
1. 自動車損害賠償保険
2. 交通事故損害額算定基準（全国向け）青い本
3. 交通事故損害額算定基準（東京近辺）赤い本
   1→3の順に賠償額が高度化
   2. 3は（財）日弁連交通事故相談センター発行
   例　積極損害「雑費」1,100円（自賠）～1,500円（赤い本）
```

⑥　対応プロセスの確認
やりとりは文書が基本
　最初の交渉開始時に、今後のやりとりについて、お互いのルールを確認します。どの部署のだれが窓口となり、どういった方法でやりとりを進めるか、また時間はどのくらいかかる予定か、きちんと説明をしておくことが大切です。確認を怠ると、レスポンスの速度に不信感を持たれたり、自宅へ電話すべきであったにもかかわらず職場に電話するなどで、さらにトラブルとなることもあり注意が必要です。

　言った、言わないの争いを防ぐため、要所を文書でやりとりしつつ進めます。文書でのやりとりに相手方が応じない場合、FAXやメールになりますが、お勧めできません。

交渉窓口は一本に
　さらに、交渉のさまざまな時点で、いろいろな付添人や同席者が登場する場合もあります。複数の交渉窓口は、解決にはプラスになりません。窓口が複数化しそうな気配がみえた時点で、委任状の提出を求め、交渉相手を1本に絞ることです。

⑦　態度や口調で形勢逆転も
　電話でのやりとりや、面談の際のマナー不足を指摘されると形勢逆転です。くれぐれも礼を失した発言をしないことが肝心です。交渉では、相手方に録音されていることを前提に発言します（1991年の東芝録音事件の紛争に学ぶ必要）。

　相手方の立場をよく考えて、メンツを立てるように配慮します。大義名分や価値を置くものは何か？　重きを置くポイントは、それぞれの職業・人生観や価値観によって千差万別です。また、相手方が代理人の場合は、患者さん本人からの信任、という圧力を常に感じている点に配慮することがポイントです。

　逆に、相手方から交渉事項以外に侮辱されたような場合、必ず指摘

します。個人の人格を否定するような発言には、「謝罪していただくまで交渉に応じることができません。謝ってください」と反撃します。黙ってしまうとやりこめられ、次第に不利な立場に立たされます。難しい場合も多いですが、交渉は、あくまでも対等の立場を維持するように努めます。

■交渉解決の要素

　交渉において、獲得と譲歩を円滑に決定していくためには、3つの要素があります。
　① 利益：解決の要素として最も大きなもの。金銭のみと考えないことが、交渉のカードを増やします。
　▶（交渉成立によって得られる）時間
　▶（交渉成立によって守られる）立場
　▶（交渉しないことで）予想される不利益の回避（実在しない利益）
　▶金銭
　② 法律：金科玉条のように正面に押し立てると、逆に反発される。さりげなく活用したいもの

　こちらの要求と相手の要求を譲歩できるものと、できないものに分類します。そのうえで、交渉において要求と譲歩を形づくっていきます。常に、次の①〜③を意識します。
　　① 相手が望んでいるであろう解決
　　② 解決のための譲歩・要求案（先例慣習的なもの、またはオリジナルなもの）の検討（長所・短所と影響の考察）
　　③ 自分なりの交渉の分析と解決策→上層部への報告＋承認
　まず、①の明確化を行うため、先に相手方の主張を出してもらいま

す。交渉では、後攻が圧倒的に有利です。こちらの譲歩とそれに伴う苦労（の強調）も示しつつ、譲れない点についての譲歩を引き出せないか、やりとりをします。逆に、大幅な譲歩がある場合は、ほかにねらいがあるものです。

■交渉のポイント

① 他の類似ケースを先例にする

例えば「以前にも、今回の採血時トラブルと同様の事例を、当院では何回か経験しております。その際には、合併症として整形外科の専門医の診療を受診いただくことで対応させていただきました。このことは、採血時のご案内にも記載させていただいています」と、説明します。

ただし「先例があったのに、また類似のトラブルを今回も起こしたのか」と、指摘されることがあります。それでも適切に先例を活用できれば、「自分だけ我意を通そうとしても無駄か」と、主張をトーンダウンさせる効果が期待できます。

逆に、最近は類似トラブルでの対応例をプリントアウトして持参されるようなケースも散見されます。いずれにせよ、インターネットによって「トラブル解決の相場感」＝「この程度は対応してもらわないと納得できない感」のつくられやすい社会になりつつあります。

② 立証責任を指摘する

病院側が、トラブルと患者さんの被害の因果関係が認められないことを説明しても、なお納得いただけない場合。この場合、因果関係の証明責任は患者さん側にあることを説明します。丁寧に指摘しないと、「責任を放棄している」と責められます。しかし、現実は「因果関係を立証できない訴えには対応しない」が、クレーム対応の基本です。

③ 「誠意をみせよ」には

「病院は間違っている・病院は考えを改めるべきだ」、「誠意をみせるべきだ」と主張され、交渉が停滞する場合。このような"べき"論には、「この交渉で正誤を決めようとされるのでしたら、私たちは当事者同士なので、ふさわしくないかもしれません。今回の件を解決するための具体的な解決への手段をお聞かせください」と、話を具体的な内容に切り返します。「べき論」や「すじ論」には乗らず、「誠意をみせよ」も同様に対応します。

交渉の過程や結果によって病院のファンになってもらうことを交渉の目的とするのは危険です。当の患者さんが病院のファンになることは、あくまでも交渉の副次的な成果物として考えるべきではないでしょうか。

交渉は断ることも含め、大いに心理的負担が大きい部分です。

④ 病院が行う交渉の範囲

事例を詳細に検討し、病院としての医学的な見解を統一したうえで説明に臨みます。医学的見解が合併症であれば補償は０円ベースであり、何らかの対応としても見舞金相当になります。事務方として交渉できる範囲は現実的にここまでです。

結果に対し何らかの補償が必要となる場合、深入りは禁物です。残念ながら私たちは損害賠償の計算については素人であり、患者さんもまた同様です。素人同士が損害賠償額の交渉を行ったとしても納得感を得られるわけもなく、冷静な解決点を見いだすことは難しいでしょう。

損害賠償額の算出が必要になる場合には、損害賠償の専門家である弁護士への早期委任こそがスムーズな解決につながります。先方が弁護士に委任してこない場合でも、弁護士委任が必要と判断した場合は躊躇なく委任すべきであり、中途半端な当事者交渉は解決を遠のかせ、お互いのためにならないと心すべきです。同時に、交渉前に病院が加

入している医師損害賠償保険の保険会社担当者との相談も行い、当院の見解と賠償のレベルについて検討を行います。

3

電子カルテ開示
~医療クラウド時代・記述は大丈夫か？~

　カルテ開示件数は近年急増しています（当院：平成18年69件→平成26年241件）。

　カルテは、さまざまな治療記録の集合体です。診療録・看護記録の記述がその本体であり、患者さんと医療者の「病気との闘い」を綴っています。大量の個人情報を含むため、カルテには高度な守秘義務を伴います。

　また、カルテは施設が診療報酬上の要件を満たしていることの証明でもあり、医療訴訟の際には重要な証拠になります。このため、患者さんや第三者に読まれることに耐えられる、正確さプラス適切な表現が求められます。

　IT化が進むなか、紙に記されてきたカルテ記載の大半は、テキストとして電子的に記録されるようになりました。インターネットを経由したシステム利用による医療情報共有時代を迎え、カルテの記述も、電子化・共有化ゆえの注意が必要です。

■巨大化する患者情報

　電子カルテをはじめとする病院情報システムには、日々膨大な記録が入力されます。病院情報システムに関する脅威としては、セキュリティやハードウェア障害などがリスクとして語られます。しかし、電

子カルテの記述内容自体に、十分な注意が払われているとは言えないのではないでしょうか。

■関係者内では100%オープンなものへ

（ア）　開示の終焉

紛争から単なる記念まで理由はさまざまですが、カルテ開示請求はその件数を増やしています。カルテは患者さん自身のものであり、かつ関係者の間では、透明でオープンなものとなりました。

（イ）　文書照会

加えて、行政諸官庁[1]からの文書送達による開示・照会もあります。最終的には、諸官庁から患者さんの目に触れる場合も想定されます。

（ウ）　端末からの閲覧

電子カルテは、職員の閲覧機会を圧倒的に増加させます。珍しい記述はすぐ院内で知るところとなるため、端末にアクセス可能なすべての職員に閲覧されることを前提に記載すべきです。

■推敲（すいこう）なしで記載される記録

医療スタッフは、治療後カルテに「速やかに記載する」よう、求められています（療養担当規則）。また、記録忘れを防ぐためにも、速

---

[1] 代表的な機関として以下の機関。個人情報保護法の除外規定にあたり、開示要求は断れない場合も多い。
転院先医療機関・転院元医療機関／紹介元医療機関・紹介先医療機関／警察からの捜査関係事項照会書／裁判所からの文書提出命令書／裁判所からの文書送付嘱託書／裁判所からの調査嘱託書・書面尋問書／裁判所からの証拠保全／弁護士会からの照会書／検察庁・警察署が令状を持参して来院／税務署／労働基準監督署からの照会／警察への医師法21条関係の届出／医療事故発生時の日本医療機能評価機構への報告／医療事故発生時の保険会社への事故報告

やかに入力する必要があります。

「文章は書いたら一晩寝かして」と言われますが、カルテ入力では、十分に推敲(すいこう)することは困難です。万が一、修正が必要になっても、電子カルテは修正ログが残るため、できれば1回の記載で完了したい職員の直感で書き込まれます。

このようなスタッフの感性に依存した記載が積み重なると、オープンな診療情報として通用しない記録が、知らず知らずに増大する可能性が高まります。実際、カルテ開示で患者さん本人が読み、「失礼な記載だ／こんなことを書いているとは」と、二次トラブルを引き起こすリスクは、こうした診療記述の部分です。

カルテを開示した際に「いつ、だれが読んでも安心な医療記録」であるためには、通常からカルテ記載について"オープンなもの"として意識することが求められています。

■問題となる記載

では、具体的にどのような記載がカルテ開示で問題になるのでしょうか。主に以下の4分野に分かれます（表2）。

（1） 人権にかかわる表現
① 人権・人格を侵害する表現
　人種・本籍地・職業・家族状況・経済状況・社会的身分・宗教・信条に関することで、診療上、必要のない情報は記載しない。
② 患者の状態や性格に関する否定的な表現

（2） 客観性に乏しく誤解を招きやすい表現
① 医療者の主観や憶測、決めつけや偏見による表現
② 状況説明が適切でない表現
③ 「〜と思われる」、「〜のように見える」等、あいまいな表現

（3） **医療者が優位であるかのように感じさせる表現**
　① 指示・命令的表現
　② 職員間の誤った敬語や敬称
　③ 権威や権限を表す用語
（4） **医学的診断の確定にかかわる表現**
　① 症状や診断、治療など、医師の領域に踏み込んだ表現

表2　問題となる記載例

項　目	好ましくない表現例	理由・訂正例
(1) 人権にかかわる表現		
①人権・人格を侵害する表現	①人種・本籍地・職業・家族状況・経済状況・社会的身分・宗教・信条に関することで、看護に不必要な情報 ・日系○○人のため意思の疎通とれず。 ・ご主人と母親の仲が悪い。 ②状況表現で不適切なもの ・両上肢の抑制を外すとルート類をいじったり、暴力的になる。 ・日中は覚醒しており、マイペースに過ごしている。 ・何度言っても分からない。 ・しばらくほっといたら食べ始めた。 ・本日は娘かなり機嫌悪いので、今後もフォローを要する。 ・患者は家族の面会を望んでいるが、家族のサポートが不十分。	・人種を理由にしている ・ナースの主観 ・暴力的が主観。暴力的だと判断した事実を書く。 ・マイペースが主観。具体的にどうかが伝わらない。 ・例）退室後に食べ始めた。 　主観的・具体性がない。 ・具体的記述でない。
②患者の状態や性格に関する否定的な表現	①知的なことに関すること ・理解力低下、理解力悪い、理解力不足。 ②身体的状態、言語的状態、精神的状態に関すること ・目つきがきつい・不潔にしている。 ③性格に関すること ・頑固・わがまま・神経質。 ④態度に関すること ・機嫌が悪い・しつこく聞いてくる。	
(2) 客観性に乏しく誤解を招きやすい表現		
①医療者の主観や憶測、決めつけや偏見による表現	①医療者の主観や憶測に関すること ・安静について説明したが、勝手に動いている。 ・自分からやろうとする意思がない。 ②医療者の決めつけや偏見に関すること ・本人のストレス耐性が極端に低い。 ・自立する意思がみられない。 ・この年代では無理であろう。	・意思がないかは確認できない。「促したが〜しなかった」。 ・決めつけのため不適切な表現。 ・偏見のため、不適切な表現。

②状況説明が適切でない表現	①不適切な状況説明に関すること ・当直医なかなかつかまらず、他科の当直医師に連絡。 ②状況説明が具体的でない表現 ・ナースコール頻回。 ・動きが激しいため抑制。		・下線部はナースの憶測。事実ではないことは書かない。 ・「ナースコール10回/1h」など、抑制が必要なほど危険である理由と、具体的な抑制の種類を記録する。
③「～と思われる」、「～のように見える」等、あいまいな表現	あいまいな表現に関すること ・医師の言葉がショックだったように思われる。 ・多量、中等量、少量。 ・汚い痰。		・そのように思われた理由となる事実を記録する。表情や本人の訴えなど。「動作緩慢」、「視線が合わない」など事実を記録する。 ・イメージできる具体的なものに例えるか、可能な限り数量化していく。 ・具体的な事実を記録する。
(3) 医療者が優位であるかのように感じさせる表現			
①指示・命令的表現	指示、命令的表現に関すること ・自分でやらせる。 ・付き添い、トイレまで歩かせた。 ・医療者の指示に従うように注意した。 ・食べさせる。		
②職員間の誤った敬語や敬称	職員間の誤った敬語や敬称に関すること ・○○先生に報告。 ・○○先生に家族への説明をしていただいた。		・例）○○医師 ・例）指示を確認する。
③権威や権限を表す用語	権威や権限を表す用語に関すること ・監視下で ・外泊の許可が下りる。		・例）見守る。 ・例）外泊する。
(4) 医学的診断の確定にかかわる表現			
①症状や診断、治療など、医師の領域に踏み込んだ表現	症状や診断、治療など、医師の領域に踏み込んだ表現に関すること ・バルーンカテーテルを入れたことによる膀胱炎か？ ・発熱、38.5℃、他症状なし、腫瘍熱か？		・（記載が医師でない場合）医師の領域に踏み込んでいる。

■閲覧に耐えられる記載

カルテに求められることとは、極めてシンプルに表現すれば、次の3点ではないでしょうか。

① 正確な記録

事実に基づいたものであり、正確に伝達できること。

② 問題の所在と経過が明らかな記録

誰が見ても問題点が明らかであり、推移が分かる具体的な記述であること。

③ 要点を押さえた簡潔な文章

5W1Hを明確にした分かりやすい文体であること。

一般的に医師は十分に書かず、反対に看護師は書き過ぎの傾向があります。対応に特に苦労した患者さんのカルテは、どうしても記載者の主観が入りがちです。しかし、こうしたケースほど開示や証拠保全の機会も多くなり、常に第三者を意識することが必要です。

「自分のカルテとして読んだときに、違和感はないか？　不快に感じないか？」を念頭に、記載の教育から定期的なチェックまで、組織的に記載の質を確保しなければなりません。

メールやブログなど、現代は文章の重要性が増しているのとは裏腹に、私たちの活字離れは著しいものがあります。カルテが言葉で綴られる以上、その文章は、常に人の感情を動かし続けます。「言霊」としての文章の力は、カルテの透明化と電子化によって一層、高まっています。

4

医師賠償責任保険

　リスクのあるところ、さまざまな保険サービスが発生します。今日、医師賠償責任保険に加入せず医療を行うことは、想像すら難しいでしょう。侵襲を伴う治療には、難易度に関係なくすべてリスクがあります。患者にダメージを与えた場合、損害賠償の可能性を含んでいます。
　生命保険（p139参照）と同様、医師賠償責任保険も"よい保険・悪い保険"はなく、利用者（加入者）の理解が必要です。いざというときの頼みの綱でもある医師賠償責任保険。病院側の理解は十分でしょうか。

■賠償保険の必要性

◆弁護士数の増加
　裁判所によれば、近年、新規に提訴される医療訴訟件数は、全国で年間1,000件前後と横ばいです。しかし、病院サイドに過誤があり、訴訟に至らず和解するケースはこの件数に含まれていません。弁護士数が増加している現状[1]から、今後も予断を許さないでしょう。

1）司法試験に合格した弁護士志望者のうち、約2割が弁護士登録をしなかった（2011. 12. 14日本弁護士連合会）。新試験により合格者が増加した結果、2001年に全国で約1万9千人だった弁護士は2011年、3万人を突破している。

◆賠償金額の高額化と相場形成

　定年年齢の段階的引き上げと平均余命の高齢化により、可働年数が長期化し、遺失利益算出の基礎となる補償額の高額化が予想されます[2]。1億円を超える賠償請求はこれまではまれでしたが、最近では2億円を超える賠償請求も珍しくありません(若年者に対する事故は、特に高額傾向)。自動車事故の対人賠償も無制限が標準になっていることから、高額化は避けがたい傾向です（参考）。

　さらに、インターネットによって判例や和解の内容が入手しやすくなり、「自らの事故における賠償相場の把握」が容易になっています。

　このような新たなリスクも増加し、医師賠償責任保険への加入は不

参考　医療事故の賠償基準

　医療事故に対する独自の損害賠償基準は存在しない。基準は交通事故における損害賠償の算出による。さらに損害賠償算定基準には、自動車損害賠償保険・弁護士会が作成した損害賠償額算定基準（2種類）の3種類が存在する。

1) 自動車損害賠償保険（当事者間での解決に使用）
2) 財団法人日弁連交通事故相談センター発行交通事故損害額算定基準（全国向け）【通称：青い本】
3) 東京三弁護士会交通事故処理委員会・財団法人日弁連交通事故相談センター　共編　損害賠償額算定基準（東京とその周辺地域向け）【通称：赤い本】

　弁護士会が作成した2、3（判例を参考に作成。弁護士間での解決に使用）が補償額は高い。3＞2＞1

　いずれもあくまでも基準であり、過失の重大さ等により、ケースバイケースとなる。

---

2) 後遺障害または死亡によってこれまでどおり仕事ができなくなったことへの遺失利益は、現在67歳まで働くとして計算される。社会情勢によって延長された場合、遺失利益の算出額も増額するであろう。

可欠になっています。実際に保険を利用する段になって、「こんなはずでは」とならないように、その内容を確認してみましょう。

■医師賠償責任保険を利用する際のフロー

医師賠償責任保険を利用する際の流れは、図1のようになります。
○注意すべき点
医師賠償責任保険は、医療行為に起因する医療事故を補償します。保険会社で補償内容に大差はなく、いくつかの注意すべき点があります。
■上限は、1事故1億円・期間中3億円・対人賠償のみ
　1事故の上限金額は1億円、対人賠償・国内医療のみとなっています。患者さんが幼児や働き盛りの年齢層で高所得者の場合、遺失利益が高額になり、上限を超える危険があります（最近、保険料を増額したうえで、2億円までを上限とする保険もある）。
■交渉サービスなし
　図1のとおり、患者側との交渉は、裁判に至るまではすべて病院が前面に出て行うことになっています。交通事故のような保険会社による示談サービスはありません。しかし、支払金額は保険会社側の審査によるため、私たち病院側の交渉者は「どこまで補償するかの意思決定」について、保険会社とのやりとりが発生します。
　金額に折り合いがつかない場合、交渉決裂か、病院が不足分を負担するか、のいずれかにならざるを得ない場合があります[3]。

3）判決で明確な金額が決定した場合は、保険から上限まで（除免責分）が支払われる。つまり、「裁判になったほうが保険を使いやすい」という矛盾が発生する。

図1　医師賠償責任保険利用の流れ

(保険会社作成資料に筆者加筆)

	プロセス	患者側	病院（被保険者）	保険会社の業務
1	請求事故の発生	申立	医療業務による患者の身体障害発生 患者側からのクレーム・損害賠償の請求	
2	事故の連絡		医師賠償専用事故報告書の作成 ・患者側からの申立内容、具体的要望を詳しく記入 ・できるだけ詳細にかつ時系列的に記入。臨床経過は事故に関する治療の経過を記入	事故受付 ・事故日＝医療過誤による患者の身体障害を発見したとき、または患者から損害賠償を受けたときのいずれか早いとき
3	契約内容の確認			保険金額など契約内容
4	初期確認		必要とする資料の取り付け ①患者の初診時から現在までのカルテ、看護記録等（薬剤事故の場合は能書も） ②レントゲン、CT等の画像資料 ③患者側との交渉記録、など	医療内容分析 医療内容を分析して病院の責任の有無・程度について検討
5	医療内容詳細確認		主治医の見解など 4の資料で不足する場合に追加確認提出を求められる場合あり	詳細確認等の実施 状況により医療内容の詳細を確認
6	填補責任の判断	必要に応じて患者側に説明	病院にて方針決定	填補責任の説明 ①法律上の責任の有無について説明 ②約款上の問題の有無について説明 ③医療側の責任の範囲について説明
7	示談交渉	②③を依頼 他病院で治療の場合は、①④⑤も依頼	損害賠償金額算出に必要な書類の取り付け ①診断書・診療報酬明細書 ②休業補償証明書・確定申告書（写し） ③通院交通費明細書 ④後遺障害診断書（症状により） ⑤医療照会の同意書	示談交渉に関する説明 基本的には治癒または症状固定後に示談交渉することになるが、事故後の治療が長期間にわたる場合などは、中途で打ち合わせが必要
8	患者治療状況確認		主治医の見解	治療状況の確認
9	示談締結		示談交渉 ・保険会社案内の妥当な損害賠償額をもとに示談交渉を行う	損害賠償額の案内 ・提出された資料をもとに、妥当な損害賠償額の算出
	治癒状況、治癒見込み、症状固定などを確認のうえ、9.示談締結に進むことができるかどうかを検討			
10	保険金の支払い	了承	示談解決 ①示談書　②保険金請求書	保険金の支払い手続き

— 114 —

■見舞金には補償されず

　治療に過失がなく、それでも治療の結果が芳しくない場合（ままあることですが）、病院が見舞金を支払った場合の見舞金は補填されません[4]。

■事故発見日ベース

　保険の補償期間は、医療側が医療事故を認識（発見）した日が保険期間内であること（事故発見日ベース）[5]が条件のため、団体加入では保険会社を切り替える場合、個人加入では留学時などに、一時的な保険空白期間をつくらない注意が必要です。

■免責金額

　事故が認識された年度に加入していた保険条件が適用されます。したがって、免責金額がついた保険に事故当時加入していた場合、保険から支払われる金額に注意が必要です。財政が厳しい年度に保険料を抑えるために免責を設定していなかったか、証券を確認しましょう。

　　例）8千万円の支払いが確定しても、免責が2千万円ついている条件であれば、保険会社からの支払いは6千万円となり、2千万円は病院が負担。

■医師個人への訴訟

　今までの医療訴訟では、多くは病院が提訴されていました。最近は、担当した医師やコメディカルの名前を被告名に連記し、「被告：A病院、B医師」とされ、「連帯して支払え」と訴えるケースが出現しています。

4）傷害見舞費担保追加条項として＝法律上の賠償責任の発生有無にかかわらず、保険金を支払うオプションが存在する（補償額は少額）。
5）患者側が賠償請求した日が保険期間内である（賠償請求ベースの保険会社もあり、注意が必要）。

さらには病院を被告とせず、勤務医個人だけを対象とした訴訟も発生しています。勤務医のみを対象とした訴訟には、次のいずれかの対応が求められます。
１．医師賠償責任保険に個人でも加入する
２．勤務医包括担保追加条項に加入する
　研修医・非常勤医師にも同様のリスクがあるため、病院は勤務医包括担保追加条項への加入が不可欠となりつつあります。医師個人加入の医師賠償責任保険と病院加入の医師賠償責任保険を併用した場合、過失割合で勤務医とも交渉が発生し、事態がなおさら複雑化することも予測して、対応を決めなければなりません。

■保険を使うとき

　保険会社との調整が不調になれば、和解で解決できたであろうトラブルを裁判に至らせ、さらに敗訴すれば、支払義務を負うことになります（もちろん、医療内容に瑕疵がない場合は断固拒絶するべき）。
　交渉は常に背面（病院内部・保険会社・弁護士）への意識を怠らないことが肝腎であり、医師賠償責任保険はそのうちの大事な要素の１つです。
　事故が発生してから保険会社担当者に連絡をするのではなく、普段から担当者に約款の確認などの相談を行うことが肝心です。

5 第三者機関による死因究明

　日頃懸命に働く医師が、ある日突然、警察の実況見分を受ける。こんな情景を目の当たりにすれば、病院職員として誰もが「第三者機関による死因究明制度」の必要性を痛感することになります。

　死因究明制度（以下、制度）は「モデル事業」（「診療行為に関連した死亡の調査分析モデル事業）」）として知られていますが、現在は日本医療安全調査機構（2010年4月設立）に継承されています。

　平成17年のモデル事業開始から、医療界のさまざまな議論と英知を重ねて今日の状況があります。しかし、現在も対象地域は限られ、全国的にはいまだ活用経験のない施設がほとんどです。

　現在、厚生労働省が準備を進める医療事故調査制度に対してもさまざまな意見が出ていますが、予期せぬ死亡事例をすべて異状死として警察届出をするシステムは、最良とは考え難いものがあります。この項では、死因究明制度を利用する際のポイントを、事務管理者の視点から整理します。

　予期せぬ死亡事例が発生した場合、関係者は警察届出の是非・遺族への説明・臨時の調査委員会で混乱に陥ります。診療行為と死亡の因果関係が不明瞭な場合、混乱はさらに加速し、制度が選択肢として浮上しない場合があります。

　しかし、混乱の極みのなかで、遺族・病院側だれもが望むのは、「なぜ、患者は突如亡くなったのか」の真相解明ではないでしょうか。そ

して、日本において専門家が医療事故の分析活動を行っているのは、本制度のほか存在しません。

■警察届出の課題

死亡事例を「異状死」として警察へ届出をした結果は、必然的に司法解剖になります。警察届出の課題は、次の４点です。
・犯罪（業務上過失致死罪）捜査であり、院内事故調査活動や再発防止策の実施が過失立証に資する可能性がある。
・司法解剖によって得られた情報は犯罪捜査資料。このため、遺族にも病院にも全面開示はされず、再発防止には役立たない。
・検察、警察、法医が主体となって、臨床的診療行為が評価される。
・病院のシステムエラーによる医療事故も数多く存在するが、捜査では特定個人の刑事責任のみが追求される。

■事業の利用要件

医療安全調査機構に調査を依頼する際の病院の申請要件（原則）は、以下のとおりです（入院基本料算定の基準要件とほぼ同様です）。
　① 専従の医療安全管理者がいる。
　② 重大事故に限らず、恒常的に施設内の医療行為に伴う有害事象やヒヤリハット事例の抽出・改善活動が不足なく迅速に行われ、かつ、院外へ報告している。
　③ 通常のリスクマネジメント委員会開催などをはじめとする医療安全活動の実績がある。
　④ 過去に外部委員が参加する公式な院内調査の実績がある。
　⑤ 上記の活動が定期的に医療監視、医療機能評価機構等の外部

機関により適正に評価されている。

■対象事例

　医療安全調査機構の定義では、「診療行為に関連した死亡についての死因究明と再発防止策を中立的な第三者機関において専門的・学術的に検討することが妥当と判断された事例」とされます。実際は、諸条件によって対象が限定されます。
　□<u>死亡事例のみが対象</u>
　□<u>原則は解剖</u>（解剖に遺族の同意が得られない場合、実施できず）
　□全国12カ所に限定（平成25年7月現在、北海道、宮城県、茨城県、東京都、新潟県、愛知県、大阪府、兵庫県、岡山県、愛媛県、福岡県、佐賀県）
　□医師法21条に基づいて警察に届けられた事例は対象外
　死因と診療行為の関連が明白な事例や、遺族が警察への届出を強固に主張されている場合は、制度活用が適切かどうかの判断が必要。

■申請から最終報告まで

① 申　請
＊病院が遺族の同意を受け、申請（遺族からの申請は受け付けていない）。
　事前相談として、担当地域の事務局に連絡（受付は平日の9時～17時）。
　医療安全調査機構事務局では、制度の対象症例かという検討と並行して、解剖協力施設・解剖医をはじめとする各医師の予定調整が行われる。

＊依頼病院側ではカルテおよび診療諸記録（画像等）を準備。機構への調査依頼申請書には遺族の同意署名が必要になるため、パンフレット（医療安全調査機構HP）等を利用し、遺族に説明。

② **遺体保存**

＊解剖協力施設で解剖が行われるまで、遺体を保存する必要。遺体の点滴ルートやチューブ類は抜去せずにそのままとし、遺体を傷めないよう保冷施設で安置。

③ **解剖協力施設へ搬送**

＊遺族と病院関係者も解剖協力施設に同行。解剖協力施設までの遺体搬送費用および解剖後の遺族自宅までの搬送費用は、医療安全調査機構負担（遺体を陸路で搬送する場合のみ）。葬儀社によっては制度の経験に差があるため、今後の展開や費用負担の案内が必要。

④ **解剖協力施設に到着**

＊解剖から説明までは5時間前後。この間、病院関係者は医療安全調査機構からヒアリングを受ける。遺族と同室で待機となった場合、委細不明な点については遺族への説明を避ける。

⑤ **結果説明**

＊解剖を行った病理医をはじめとする医療安全調査機構医師団と遺族・病院関係者が一室に会し、解剖結果の説明を受け、報告時期のおおよそのめどが伝えられる。

⑥ **お見送り**

＊遺体がご自宅に帰る。

＊焼香をお許しいただき、お見送りをすることが、遺族との関係維持に大切。

⑦ **院内委員会**

＊依頼病院内で院内調査委員会を行う。実際に診療した病院ならではの細密な調査報告書が求められる。内容を院内で確認のうえ、医療

安全調査機構に提出。

⑧　最終報告
＊最終報告書の説明会場は、解剖協力施設とは別施設で設定される場合もある。

　質疑応答では、遺族から「これで終わりですか」との質問をいただくことが多いが、(制度は死因究明を医学的見地から行うことを使命とするもので、その後の遺族と病院間の交渉については関与しない)、制度の趣旨からは、「報告で終了」です。

■制度利用～その後

　病院にとって最大の懸念は、制度による調査分析結果が民事・刑事訴訟や行政処分に使用されることはないのかという点にあります。

　医療安全調査機構によれば、刑事訴訟法に基づく照会を除き、原則として、警察等に調査の過程で作成された資料等を提供することはないとされています。しかし、遺族がこれらを各機関に提出することは、現時点では自由です。したがって、本制度の適用事例とは、遺族の真意が事故の分析と再発防止にあり、関係者の処罰を主眼とした事例はそぐわない面があることは否めないでしょう。

　それでも現在、医療事故の分析と再発防止活動を行っているのは、医療安全調査機構のほかに存在しません。本制度の拡大には学会の集結だけでは果たせず、病院の協力もまた不可欠です。病院は制度の概要と限界を理解したうえで、適切な事例を依頼することが必要です。

　一方で「診療行為に関連した死亡の調査分析事業のあり方」報告書にあるように、常時受け付け可能な中立的専門機関、解剖システムをつくるには、相当なマンパワー、組織、費用を必要とすることが分かってきました。中立的専門機関の成立には、この専門機関の発出する評

価報告書の扱いが法律で明確に定められることに加え、医療専門家判断の正当性の啓蒙が欠かせないでしょう。

　制度の成否を通じて医療界は、専門家集団として同職者の医療行為を透明性と公正性を保って評価・裁定できるのかが、今日社会から問われています。

　事務管理者としては、制度の成立によって、医療事故紛争の解決につながる事例が増えることを心から願っています。そして、診療行為の評価に対する透明性と客観性が向上したあとの遺族交渉が、私たち事務管理者にとって救世主となるか、新しい煉獄になるかは事例次第ということになるでしょう。

COLUMN　解剖事始め　玄白以前

　梶原景時といえば、石橋山で頼朝を助けた功以上に、歌舞伎『逆櫓』で義経を貶しめる悪役扱いを受けることが多い。私は浅学にも、梶原一族は「梶原合戦」で北条氏によって滅ぼされたものと思っていた。しかし、日本でいち早く人体解剖図を紹介した僧　梶原性全こそ、梶原一族の末裔と知り驚いた。性全の著書『頓医抄』全50巻は日本最古の「かな混じり」の医書であると同時に、処刑された刑死者を解剖して製作された「人体解剖図」を掲載していた。その精度はともかく、杉田玄白らの「解体新書」に先がけること470年前に著されたものであった。

　性全は医療の普及に一生をささげ、建武４年（1337年）鎌倉幕府の滅亡後、極楽寺そばの桑ケ谷施療養所で没した。

　中世において市井の医療を担ったのは性全ら「僧医」と呼ばれる仏教僧たちであった（以来、医師は江戸時代まで通常僧形であった）。ヨーロッパにおける聖ヨハネ騎士団の病院運営に通じるところがある（しかし、騎士団の修道僧はいわば僧兵が僧医も兼ねるようなものであり、騎士としても活動した）。性全が武士の身分を選ばず、医の道をもっぱらにしたのは、母親の出家指図によるといわれる。この背景に一族を襲った悲劇を思うのは、私の推察の域を出ない。

6

医薬品副作用被害救済制度

■新薬収載期間短縮とスイッチOTC

　「ドラッグラグ解消」として、薬価収載期間の短縮は、国家命題的な扱いをされています。それでも今後、次々と収載される新薬に、承認時点では予想もし得なかった副作用の発生が100％皆無とは、だれも保障することはできません。

　一方で、市販薬では社会保障費圧縮を目的としたスイッチOTC化が進んでいます[1]。2011年現在、スイッチOTC薬は、一般用医薬品市場全体に占める割合が24％に上り、病院で処方されるものとほぼ同成分の薬の市販・服用が拡大しています。

　しかし、強い効能を有する薬剤は、反作用としての副作用も強くなる可能性が高まります。薬害の歴史は、医薬品副作用の完全な防止が困難であることを示しています（表3）。

　医薬品副作用被害救済制度は、薬剤の背負う宿命を経て生み出されたわが国独自の制度であり、副作用被害者個人が製薬会社に賠償請求をする困難を回避するものです。

　強力な新薬が次々と登場する今こそ、本制度について理解が欠かせ

---

1) 2012年10月17日　薬事・食品衛生審議会一般用医薬品部会は、慢性疾患が対象のスイッチOTC薬として、初めて高脂血症治療薬エパデールを一定の条件下に了承した。

表3　戦後日本の主な薬剤被害

	時期	概要
ジフテリア予防接種	1948	乳幼児84人死亡。850人にまひなど後遺症
サリドマイド	1959-69	妊娠中服用した母が1,000人以上の障害児を出産
キノホルム（スモン）	1955-70	神経障害被害1万人以上
血液凝固製剤(薬害エイズ)	1981-85	汚染された製剤で血友病患者ら1,800人が感染
ソリブジン	1993	抗がん剤との併用で18人が死亡
フィブリノゲン	1964-94	手術止血用などの利用で1万人が感染
イレッサ	2002	間質性肺炎により800人以上が死亡（係争）

ません。副作用被害に遭った人の多くが、病院で治療を受けることになるためです。

■医薬品副作用被害救済制度

1．制度の概要

この制度は、製薬企業からの拠出金を財源として、昭和55年に創設されました[2]。

〔対　象〕

医薬品①（病院、診療所で処方されたものおよび薬局で購入したもの）を適正に使用②したにもかかわらず、副作用によって一定レベル以上の健康被害③が生じた場合に、医療費等の諸給付を行う（表4）。

2）副作用被害＝「行政と製薬会社の安全性確認の不備と対応の遅れが原因」と社会的に批判された。企業の社会的責任の一環的性格としては、自動車事故対策機構も同様の支援を行っている。

表4　給付の種類と請求

給付の種類	区分		給付額 健康保険等による給付の額を除いた自己負担分
医療費 医療手当	（1）通院の場合 （入院相当程度の通院治療を受けた場合）	1カ月のうち3日以上	月額　35,600円
		1カ月のうち3日未満	月額　33,600円
	（2）入院の場合	1カ月のうち8日以上	月額　35,600円
		1カ月のうち8日未満	月額　33,600円
	（3）入院と通院がある場合		月額　35,600円
障害年金	（1）1級の場合		年額 2,700,000円 （月額　225,000円）
	（2）2級の場合		年額 2,160,000円 （月額　180,000円）
障害児養育年金	（1）1級の場合		年額　844,800円 （月額　70,400円）
	（2）2級の場合		年額　675,600円 （月額　56,300円）
遺族年金	10年間を限度として （ただし、死亡した本人が障害年金を受けたことがある場合、その期間が7年に満たないときは10年からその期間を控除した期間、その期間が7年以上のときは3年を限度として支給）		年額 2,361,600円 （月額　196,800円）
遺族一時金			7,084,800円
葬祭料			201,000円

① 医薬品

　厚生労働大臣の許可を受けた医薬品で、病院・診療所で投薬された医薬品、薬局などで購入した医薬品のいずれか。

② 適正な使用

　医薬品の容器あるいは添付文書に記載されている用法・用量および使用上の注意に従って使用されることを原則とする。

③ 一定レベル以上の健康被害

　昭和55年5月1日以降に、医薬品を適正に使用したにもかかわら

ず、発生した副作用による疾病（入院を必要とする程度のもの）、障害（日常生活が著しく制限される程度の状態のもの）および死亡。

〔請求と判定〕

① 健康被害を受けた本人（または遺族）等

請求書と添付資料（医師の診断書等）を医薬品医療機器総合機構（PMDA）に送付（給付の種類に応じて、請求の期限あり）。

② PMDA(医薬品医療機器総合機構)

給付の請求があった健康被害が医薬品の副作用によるものかどうか、適正に使用されたかどうかなどの医学的薬学的判断について、厚生労働大臣に判定の申し出を行う。

③ 厚生労働大臣

PMDAからの判定の申し出に応じ、薬事・食品衛生審議会（副作用被害判定部会）に意見を聞いて判定。

③ PMDA

厚生労働大臣による医学的薬学的判定に基づいて、給付の可否を決定する。

■注意点

実際の申請に際しては、次の理由による不支給の可能性を検討したうえで、患者さんに案内を行います。

① 対象の限定

入院のみが対象または日常生活に著しい障害があること[3]。

② 対象外医薬品

3）入院が必要と認められる場合であっても、諸事情からやむを得ず自宅療養を行っている場合も対象とはなるが、軽度の皮膚障害などで入院を要しない場合は対象外になる。

主に強力な薬理効果を持つ薬剤と、それ以外に分類されています。また、法定予防接種を受けたことによるものである場合は対象外（別制度（予防接種健康被害救済制度）あり・任意に予防接種を受けたことによる健康被害は対象）。

○がん[4]その他特殊疾病に使用されることが目的とされている医薬品であって、厚生労働大臣の指定するもの。
　・抗がん剤・免疫抑制剤・その他
　　ガンシクロビル（デノシン）、バルガンシクロビルおよびその塩類（バリキサ）、ペンタミジンおよびその塩類（ベナンバックス）、アミオダロンおよびその塩類（アンカロン）
＊血液製剤と抗HIV薬については、使用時期により対象外となるものがあるので、個別に相談が必要。

○人体に直接使用されないものや、薬理作用のないもの等、副作用被害発現の可能性が考えられない医薬品。
　・動物用医薬品・製造専用医薬品・輸出用医薬品・殺そ剤
　・殺虫剤、殺菌消毒剤（通常人体に直接使用しないもの）・体外診断薬
　・衛生材料等（ガーゼ、コロジオン、焼セッコウ、脱脂綿、絆創膏など）

---

4) 抗がん剤は、相当の頻度で重い副作用の発生が予想されること、治療のためにその使用が避けられずかつ代替する治療法がないこと等から、副作用の発生を受忍せざるを得ないと認められる医薬品として、制度創設時から適用除外となっている。これに対し、医薬品の副作用により深刻な健康被害を被った患者への救済を行うという現行制度の趣旨に照らせば、理念的には抗がん剤のみ制度の適用外とするのは不公平との意見がある。抗がん剤の副作用による健康被害の救済制度を実際に創設した場合、適正使用の判定により救済されない場合の訴訟リスクの増加等の懸念から、医師による抗がん剤投与が控えられ、結果として患者の治療の選択肢が狭まるのではないかという懸念が多く出されている（平成23年12月27日・抗がん剤等による健康被害の救済に関する検討会より）。

・賦形剤等（乳糖、軟膏基剤など）
○その他
　　・健康食品として販売されたもの・個人輸入により入手された医薬品
　　・無承認・無許可医薬品
③　適用外使用・能書適用外
　医薬品の使用方法が能書どおりでなく、不適切、もしくは使用目的が不適切とされた場合、また、投与された医薬品により発現したとは認められない場合は不支給となります。適応外処方やオーバードース（過剰投与）の場合がこれに相当します。
④　その他—確認すべき点
　　＊副作用発生から5年以内かどうか。
　　＊患者本人死亡の場合、請求者は患者と生計を同じくしているか。
　　＊他施設で投与もしくは購入した薬品の場合、投薬もしくは販売証明書は入手できるか。

■考　察

　本制度は一種の無過失補償であり、病院は活用を進めるべき立ち位置です。
　しかし、ごく一部の申請者には、病院との医事紛争に、本申請を行ったにもかかわらず不適正使用として却下された事実を、裁判上、有利に進める証拠として利用する向きもあるようです。裁判への影響は無視することができません。
　しかし、本来紛争を回避するための制度であることから、こうした利用方法は制度の根幹を揺るがしかねないものです。
　制度を利用する際にも、次の点は説明が必要です。

□書類作成費用が必要であること。
□給付までに1年～1年半程度を要すること(機構からの文書には、給付決定までの「標準的事務処理期間が8カ月」と記載)。
□救済されない場合もあり。

過去、どのような薬剤による申請があり、いかなる判定がされたか、機構のホームページには匿名性を保ちつつ公開されています(機構HP平成16年度～平成23年度の副作用救済給付の決定に関する情報)。毎月の判定には、以下の理由から、救済されない例が散見されます。
＊投与された医薬品により発現したとは認められない。
＊医薬品の使用方法が適正とは認められない。
＊政令で定める程度の障害とは認められない。

このように、利用にはさまざまなハードルもあり、面倒な一面もあります。しかし、現時点では、産科医療補償制度以外の唯一の無過失補償制度として、制度理解を改めて進めるタイミングになっています。

【参考文献】
医薬品医療機器総合機構HP医薬品副作用被害救済制度http://www.pmda.go.jp/kenkouhigai/help.html

第4部

さまざまなトラブル

- A．医療の不確実性に伴うもの
- B．IT・電子化に伴うもの
- C．高齢化・独居・死に伴うもの
- D．説明責任・自己決定に伴うもの
- E．保険制度に伴うもの

1

健康食品との軋轢

　三大紙の広告は、いまや多くが健康食品広告で占められています。パソコンも、閲覧歴から私を「中年」と想定し、健康食品をおおいに勧めてくるようになりました。最新の治療でも完治しない病気はいまだ数多く、がん患者さんの45％が、漢方や健康食品を利用しているといいます（2010年9月10日、日経）。

ケース1　「最近、体調が芳しくない」と患者さんから申し出があり、問診したところ、肝臓病によいと評判の健康食品Ａの大量摂取を続けていた。

　健康食品の摂取によって、逆に深刻な健康被害を被った例ですが、さらにエスカレートし、健康食品の摂取が治療に不可欠と考える患者さんと、病院の軋轢も生じています。

ケース2　妻の膵がんに有効と、大学教授も勧める健康食品Ｂの投与について主治医に相談したところ、「そんなものは効くはずはない」と、取り付く島もなかった。結果、妻は亡くなった。私は主治医を許すことができない。

　私のもとにも、こうした訴えの手紙が時折届きます。"セルフメディケーション"や"自然治癒"の影に、落とし穴が潜んでいるようです。

■健康食品市場

人口減と価格競争が続く一般食品市場と比べ、健康食品は現在、市場規模で1.9兆円と、超高齢化社会が追い風になって隆盛です。医薬品と異なり、販売に強い規制がないため、参入企業は数万社ともいわれます。さらに、ネット通販の一般化によって、海外からも多くの健康食品が個人輸入されています。しかし、なかには医薬品まがいの効能を声高に宣伝する（医薬品成分が入っているものもあり）商品の、消費者被害が発生しています。

■健康食品とは何か

健康食品について、明確に定義した基準は現在のところ存在しません。健康を志向する食品を健康食品と総称します。所管法上では、図1のように分類されます。

図1　健康食品の分類

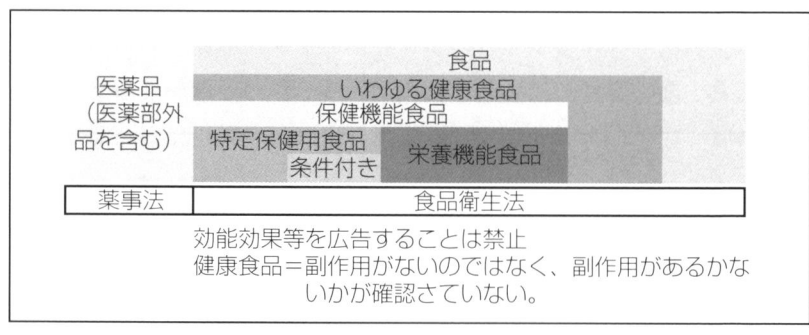

医薬品 （医薬部外品を含む）	食品		
:::	いわゆる健康食品		
:::	保健機能食品		
:::	特定保健用食品 条件付き	栄養機能食品	
薬事法	食品衛生法		

効能効果等を広告することは禁止
健康食品＝副作用がないのではなく、副作用があるかないかが確認さていない。

（1）　特定保健用食品（通称トクホ）[1]

身体の生理学的機能や生物学的活動に影響を与える保健機能成分を含む食品（健康増進法第26条）。保健用途の表示・栄養成分機能表示（消

費者庁長官の審査・許可が必要）が可能。
（2）　栄養機能食品
　ビタミン・ミネラルなどの栄養成分を一定量含んだ食品（健康増進法第31条）。一定の規格基準を満たせば、個々に許可を得なくても表示可（特定保健用食品と栄養機能食品を総称し保健機能食品）。
（3）　その他の健康食品
　上記の食品群には含まれず、栄養摂取・健康増進を目的としてつくられたとされる食品。日本健康・栄養食品協会が審査・認定する食品には、「健康補助食品」との名称が記されている。いわば協会認定品であるとの表示である。

■天然だから安心？

　国内で販売される医薬品や化粧品は、薬事法で有効性と安全性が確認されています。一方、健康食品（特定保健用食品を除く）は、販売の際に効能・効果の行政承認や許可を受けているわけではありません。
　健康食品で病気が治る科学的な根拠はないにもかかわらず、「自分の力で」、「自然治癒力で」治りたいという患者さんの気持ちが食品の購入を後押しします。天然由来のものだから、副作用の心配がないといった表示もありますが、天然物でも毒性のあるものは枚挙にいとまがありません[2]。

1）特保の許可商品数は累計900件ほどであり、申請件数は減少傾向。数千万円から億とも言われるトクホ取得費用の捻出が必要なことに加え、エコナの安全性議論が水を差したとも。
2）健康食品の深刻な健康被害の事例を、内藤裕史筑波大名誉教授が「健康食品・中毒百科」（丸善）で挙げられている。「健康食品は偏って、長期間、大量に摂ると被害につながる」と指摘。表示されていないものが入っている可能性や、テレビ番組で紹介されたものでも健康被害があるなど、広告のうのみは危険とも指摘する。

■海外個人輸入の被害と制限

　さらに、海外輸入品を中心とした一部のダイエット・強壮用食品には、医薬品成分が混入されていた事例や、健康被害が報告された事例が数多くあります。これらには当局が無承認無許可医薬品として警戒を呼びかけています。

〔無承認無許可医薬品〕
- ① 体に強く作用する成分（医薬品成分）を含有する。
- ② 医薬品・医薬部外品および保健機能商品でないもので、体に対する影響を目的とする。

例）健康被害が報告されている製品「御芝堂減肥こう嚢」
　　事例合計　194人
1．肝機能障害事例135人。うち、129人が女性。死亡1人（東京）、53人が入院。
2．甲状腺障害事例19人。うち、19人が女性。1人が入院。
3．詳細不明40人。うち、38人が女性。1人が入院。

　　　　　厚生労働省HP　中国製ダイエット用健康食品（未承認医薬品）による健康被害事例等

　こうした無承認無許可医薬品の被害を防止するため、厚生労働省・各自治体はさまざまな広報活動を行っていますが、怒濤のごとく押し寄せる「健康食品の効果を誇大にPRする広告」やネットを介した「個人からの健康情報」に苦戦しています。

　さらに海外からの持ち込みや個人輸入の医薬品（無承認無許可の場合）は、健康被害が起きた場合、すべて個人の責任となり、健康被害救済制度の対象になりません。

〔医薬品への輸入制限〕

① 医薬品、医薬部外品、化粧品または医療機器を営業目的で購入し、販売・譲渡する場合は、厚生労働大臣または都道府県知事の許可が必要（薬事法）。

② 個人が、自分で使用するために輸入する場合、または海外から持ち帰る場合は、厚生労働大臣等の許可は不必要だが、輸入できる数量が2カ月分以内、処方せん薬は1カ月分以内に制限。

③ 病院を受診しないで個人で使用することにより、重大な健康被害の起きるおそれのある医薬品は、輸入を制限（経口妊娠中絶薬、他）。

■患者に降りかかる不利益

　健康食品が病気に有効と広告する根拠は、実際「個々の患者のエピソードであること」や「（がんであれば）放射線や抗がん剤を併用しているエピソードが多く、何が効いたのか分からないこと」などと脆弱なものです。

　薬事法で禁止されているため、「〇〇病に効く」と書くわけにはいかず、個々の体験談を掲載することで効果を表現しています。体験談そのものの真贋はともかく、消費者に「病気が治る」と間違った観念を与えてしまう点が問題です。

　「患者さんが納得して購入しているのだから、勝手にさせておけばいいじゃないか」と考える向きもあり、「患者の健康食品摂取には、おだやかに対応するのがよい」といった趣旨が記載されている医療書も散見されます。

　もちろん病院が患者さんの健康食品選択に口出しする権利はありませんが、患者さんが治療時期を逃す危険と、経済的負担が増す場合が

あります。
① 治療時期を逃す

「自然の治癒力に賭けてみる」と健康食品に専念し、通常医療を受けなくなり、結果、手遅れになって治療時期を逸してしまうリスク。自己決定権重視のマイナス面

② 経済的負担

健康食品の単価は高いため、日常的摂取を続けるには金銭負担が大きい（月に数万円かかるものも）

健康食品は医薬品ではないので、高額療養費制度も医療費年末控除も対象外、すべてが自己負担です。健康食品を買うお金はあるが、医療費は滞納といった例も、絵空事ではありません。

病院として、根拠に基づいた情報を患者さんに提供するには、次の方法が利用できます。

◆ 「補完代替医療外来」として、根拠に基づいて健康食品に関する情報提供を行う病院があり、こうした施設の情報を紹介する。

◆ 独立行政法人国立健康・栄養研究所が運営する「健康食品」の安全性・有効性情報https://hfnet.nih.go.jp/には、有意な情報が発信されている。

特定の食品の大量摂取には、注意を促しアドバイスを診療録に記録することが欠かせなくなっています。

2

診断書　書かないわけには

　医師には診断書発行の義務があり、時間を取られる作業の1つです。医師事務作業補助体制加算や診断書作成ソフトの普及もあり、作成のサポートも進んでいます。それでも依然、減らない診断書の背景とは……。

■医療保険へのシフトと疑問

　日本人の保険好きは世界でも突出したものですが、最近、なかでも医療保険が拡大しています。医療保険・がん保険は顧客がリスクを実感しやすいこともあり、外資系保険会社を中心に、大量のCMによって顧客を開拓しています。契約獲得と単価上昇を目的としたメニューの多様化が進み、"高度障害"や"定期検診用特約""先進医療特約"など、次々と新しい商品が生み出されています。
　しかし、このCMに何か違和感はないでしょうか。
　「高額ながん治療に備えないと」というわけですが、一定の備えは社会保障制度のなかですでに構築されています。平成24年4月から外来限度額適用認定証が発行され、患者さんが病院に直接支払う金額が天井知らずということはありません。パンフレットをよく見ると「医療費の還付は考慮されていません」と小さく書いてあります。高額ながん治療費を大きく、高額療養費制度による社会保障を小さく表示し

ている点に、いささかの疑問も感じます。

　入院日数は年々短縮しているため、保険料が同額であれば、収益性が年々向上すると考えることもできます[1]。

　かくして医療保険の販売件数増に比例して、診断書が増加します。

■支払いのためのチェック

　新商品の増加に、保険業界ではどのような対応を考えているのでしょうか。「保険金等の支払いを適切に行うための対応に関するガイドライン」(以下、ガイドライン：一般社団法人生命保険協会)によれば、「医療分野を中心に、給付金等の支払事由が多様化しており、それら各種給付金の支払事由該当性について漏れなくチェックすることが重要である。この場合、提出された診断書を十分に確認し、給付金等の支払事由該当性を慎重に判断することが基本となる」としています。

■進むフォーマット共通化とシステム支援

　保険金・給付金の適切な支払管理を目的として、保険業界では「診断書様式作成にあたってのガイドライン」(平成19年9月制定　23年1月改訂)が作成されています。

　このガイドラインでは「診断書様式の標準化の対象となる証明項目」を定め（いわばDPC様式1のように）、診断書に掲載すべき標準項目を掲げています。しかし、強制力はなく依然、各社診断書の書式は多様な状況です。書式の多様さは、診断書を発行する病院にとって作成

---

1) 主ながん患者の平均在院日数は2週間以内の入院が半数であるとされ、がん治療費の平均は、年間115万円（週刊東洋経済2012/4/28-5/5）。

— 140 —

効率の障害になるため、病院側が自主的に診断書様式を設定する動きもあります。

そこで、並行して認定システムによる機械印字が促進されました。システムの目的は2つあり、①病院側の作成支援と、②適正な審査のために診断書の誤読や読み落としを防止する"見読性"の向上です（表1）。

表1　現在の協会認定システム（導入補助金制度は平成22年11月末で終了）

認定ソフト名	認定システムベンダー	認定ソフト名	認定システムベンダー
MEDI-Papyrus	ニッセイ情報テクノロジー株式会社	Medi-Support Plus	インフォコム株式会社
PrimeReport	株式会社SBS情報システム	Yahgee MC	富士フイルムメディカルITソリューションズ株式会社
Docu Maker	株式会社ピーエスシー		

■厳格な支払審査

保険金の支払事由は、保険種類に応じ、保険約款に定められています。内容は保険の種類によって異なりますが、不支払いになるケースについて確認してみます（□内は病院の診断書の役割について記載した部分です）。（出典：保険金等の支払いを適切に行うための対応に関するガイドライン．一般社団法人生命保険協会）

◇不慮の事故
　□急激かつ偶発的な外来の事故であること。
　□事故は約款所定の分類表に該当するもの。
　□原因事故から身体傷害の発生する経過が、慢性・反復性・持続性の強いものは急激性が否定される。

疾病または体質的な要因を有する者が、医学常識的にみてわずかなきっかけを原因として増悪・発症した場合は、不慮の事故とはみなさない（軽微な外因）。何が軽微な外因かの判断は、必要に応じて医師等による医的評価を踏まえて慎重に行う。

◇**契約（責任開始）前事故・発病ルール**
　□原因（疾病、傷害や不慮の事故）が責任開始時以後に生じたこと。
　□責任開始時前に生じていた場合、約款の支払事由に該当しない。
例）
【支払いできない場合】
　契約加入前より治療を受けていた「椎間板ヘルニア」が、契約加入後に悪化し入院された場合
【解説】
　入院給付金等は、一般的に契約（特約）の責任開始期以後に発病した疾病、または発生した不慮の事故による傷害を原因とする場合をお支払いの対象と定めています。したがって、責任開始期前に発病した疾病や責任開始期前の事故を原因とする場合には、お支払いできません。なお、ご契約（特約）により、責任開始期から一定期間経過後は、責任開始期前の疾病や事故を原因とするものでもお支払いする場合があります。

【支払いする場合】
　契約加入後に発病した「椎間板ヘルニア」により入院された場合
　原因となる傷病が責任開始前に生じている場合は、約款に特に定めのない限り、その傷病について告知していても支払いの対象にはならないとされています。保険会社が診断書の傷病開始日を確認する理由の１つは、ここにあります。

◇**告知義務違反解除**
　□告知書で質問した事項、または会社の指定した医師が口頭で質問

した危険に関する重要な事項について、事実と異なる回答があること。

例）医師から正当病名の告知を受けていない場合や、医師からの病状説明が病気の認識を持つに足りない内容のものであったような場合については、重大な過失を認定することが困難なケースもある。しかし、たとえ正当病名の告知を受けていない場合等でも、しこりや腫れ、たび重なる発作、通院等、自己の身体の異常が認識できており、保険会社がそのことについて客観的に確認できれば、告知書で質問された事項（例えば、通院や投薬）に関する不告知または不実告知をもって重大な過失と認定できる場合もある。

ここでいう重大な過失＝保険加入者の過失です。通院年月日を確認する理由もよく分かります。

◇免責事由該当・詐欺取消し・重大事項解除など

他にも、保険約款において、責任開始後一定期間の自殺を死亡保険金の免責事由と定める自殺免責をはじめ、保険金詐欺を目的に、診断書を偽造・改ざんする加入者などの「詐欺取消し」も不支払事由とされます[2]。さらに、計画的な重大事由解除（保険金詐取目的の事故招致、その他、保険契約の継続を期待しえない同等の事由があるとき）など、さまざまな不支払事由があります。

■支払査定時照会制度

支払審査は、社内における審査だけではありません。生命保険協会は、平成17年から農協、全労済、日本コープの3団体と「支払査定時

---

[2] スキャナーの高性能化とインターネットの医療情報を悪用した診断書偽造事件が発生している。昨年、当院が経験したもののなかには、10枚以上の診断書を偽造したものや、医師のよく使う病院名入りのゴム印まで偽造したものもあった。

照会制度」を運営しています。保険金・給付金の請求があった場合に、他の生命保険会社・共済団体に対して、生命保険協会の中継センターを経由して、相互に保険契約に関して情報の提供を受け、支払いの判断または契約の解除、もしくは無効の判断の参考とするものです。加入者の契約情報は、このようにネットワークで確認されているのです。

　保険会社の姿勢は、会社に損のない人だけに保険に加入してもらい、かつ支払い審査は厳格に行うという、企業として当然なものです。保険によい商品・悪い商品はなく、保険会社が損をしない商品があるだけなのですが、現在、加入者の内容理解は著しく低いと言えるでしょう。医療界における情報の非対象性と同様のひずみが存在します。内外の堅固な支払い審査の仕組み。その基準は、病院発行の診断書である点を、私たちは肝に銘じなければなりません。

　将来的には保険会社と病院がデータ連携を行うことで、相互の事務負担軽減を視野に入れているようですが、慎重な対応が求められるでしょう。

【参考文献】
「保険金等の支払いを適切に行うための対応に関するガイドライン」一般社団法人生命保険協会　週刊東洋経済2012　4/28-5/5
『生命保険の罠』後田　亨　講談社＋α文庫

3

VIP

　権力者や著名人には必ず、「ご典医」たる医療者が影のように従っています[1]。権力者が身体を委ねる医者は、権力者の最大の秘密を共有するがゆえに、時には権力者と運命を共にする場合もありました。今日でも政治家にとって健康不安説は、致命傷になりうるスキャンダルです。

■VIP対応とVIP待遇

　VIP（Very Important Person）の定義は、時代に合わせて変化するのでしょうが、現代日本では首相や閣僚、知事、銀行総裁、政党党首、有力経済人など、いわば「要人」と目される人々が挙げられます。要人には秘書や警備が随行し、社会的影響から一般には行われない対応がなされます。

　一方、航空会社のCMにおける「ファーストクラスであなたもVIPな空の旅を」とは、あくまで気分であり、「余分にお金を払っていただければ、VIP待遇で扱います」という、一種の高付加価値商品です。また「VIPカー」という車のカテゴリーも、実際は若者が運転するラ

1）ヒトラーにテオドール・モレルが、アミン大統領にスコットランド人のニコラス・ギャリガン医師が、マイケルジャクソンにコンラッド医師が仕え、その後、彼らは"主人"の運命に大きく左右された。

グジュアリーイメージの車で、真のVIPが搭乗しているわけではありません。

このように、「VIP待遇」と「VIP対応」は別モノです。VIPか否かは周囲が重要な人物かどうかで判断することであり、自分でVIP相当のサービスやモノを決める時点でVIPではありません[2]。総VIP待遇（？）を渇望する今日の日本でも、VIP対応が必要な真の要人が来院することがあります。

医療そのものは、皆保険制度のもとで選定療養費（いわば表層的サービス）以外は国民皆同一水準です。では、VIPに対して、病院に求められる対応とは何でしょうか。

■一般患者のためのVIP対応

VIP対応が必要な要人かどうかの判断が、まず課題になります。

ほとんどの要人は、事前に関係団体から事前連絡と調整が行われます。こうした調整のない場合、私の施設の基準はシンプルなもので、「その人物が普通に受診された場合、病院の通常の医療提供に支障がある場合には、VIP対応」です。

芸能人やスポーツ選手はこの定義からすると、決して"要人"ではないのですが、現場に混乱を招く可能性がある点で、特別対応が必要になります（芸能人のなかには、意識してメディア露出を行う場合もあるため、要人よりも対応が難しい場合があります）。

要人対応に遭遇した一般患者さん、ときには義侠心に駆られた職員からも、「一部の人々だけ優遇している」といった反発を受けること

---

[2] とある有名サッカー選手を日本の航空会社はVIPとみなし、特別な対応を行ったが、イタリアでは全く一般扱いであったという。払う金額によって、VIPかそうでないかが決まるわけではないことの一例であろう。

があります。

「患者さんに、いつもどおり施設を利用していただくための要人対応」を前提にすることは、周囲との関係においても有益です。

■一般利用者からの遮蔽では十分ではない

著名政治家が通常フローで受診された場合、健康不安説の流布が懸念されます。行政府メンバーの場合は、政局・外交上悪影響を及ぼす場合、有名な財界人なら株価への影響もあり得ます。

したがって、VIPの受診はなるべく一般利用者から遮蔽する必要があります。空港や鉄道駅では一般客と異なる通路を使用し、要人用の別室（貴賓室）に通され、雑踏から隔離されます[3]。当院においても特別診察室に別ルートでアプローチといった配慮を行います。

■電子カルテの制御～夜間でも

電子カルテにより、職員の診療記録へのアクセスは劇的に容易になっています。著名人が入院したとの情報（あくまでも口コミ）が院内で出回るや否や、当該患者のカルテにアクセスが激増、なかには診療に直接関与しないはずの職員が相当数含まれる事態に至ります（社員が見聞きした内容をSNSに書き込み、顧客とトラブルになった事例が他業界で多発しています）。

世間の注目を集めるニュースが配信され、ニュースの要人が偶然、自施設に収容されているような場合、カルテへの閲覧権限を即座に制

3）外国に出張する大臣は、大使館の車で飛行場内の特別ラウンジでチェックインも荷物検査もすませ、ラウンジからは空港の特別車で飛行機に搭乗し、その際、一般人との接触は皆無。

図2　VIP患者　カルテロック対応手順

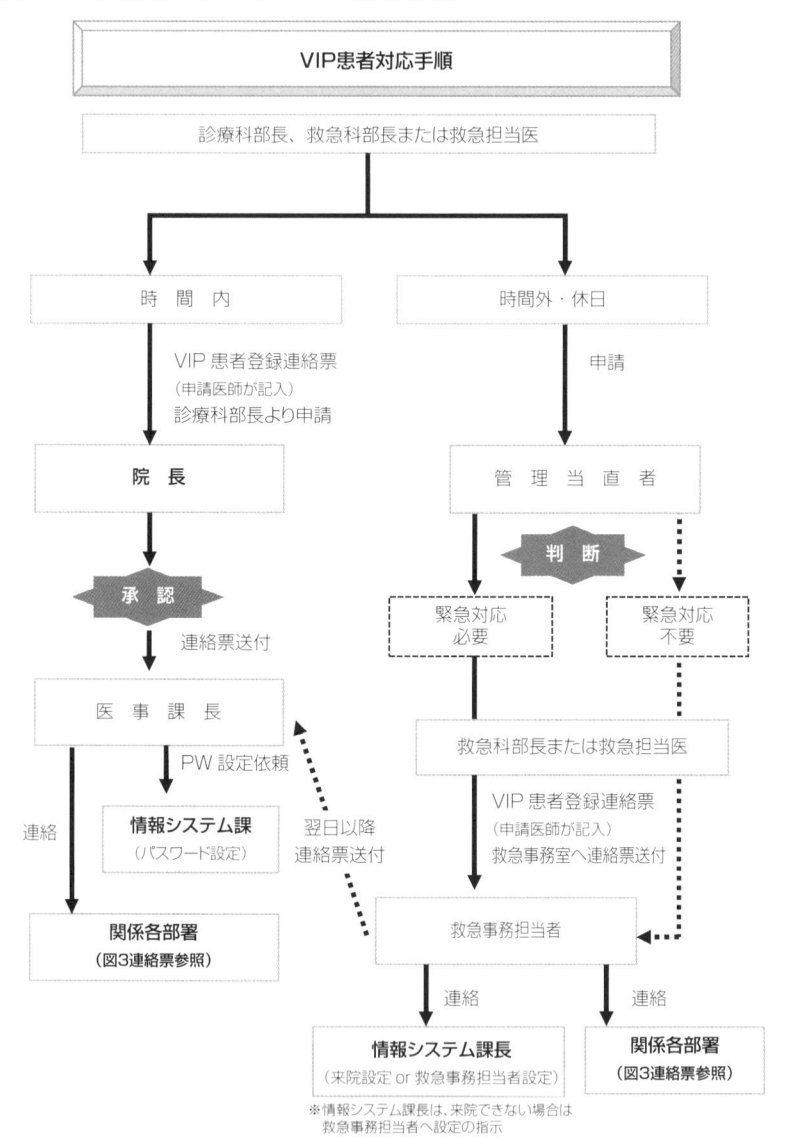

```
                    VIP患者対応手順
                          │
              診療科部長、救急科部長または救急担当医
                          │
              ┌───────────┴───────────┐
              │                       │
           時間内                  時間外・休日
              │                       │
      VIP患者登録連絡票              申請
      （申請医師が記入）               │
      診療科部長より申請               │
              ↓                       ↓
           院　長                 管理当直者
              │                       │
             承認                    判断
              │                ┌──────┴──────┐
        連絡票送付            緊急対応      緊急対応
              ↓                必要         不要
           医事課長              │           │
              │            救急科部長または  │
              │            救急担当医       │
              │                │           │
              │         VIP患者登録連絡票    │
              │         （申請医師が記入）   │
              │         救急事務室へ連絡票送付│
              │                ↓           │
              │         救急事務担当者 ←────┘
              │     翌日以降
              │     連絡票送付
      PW設定依頼
              ↓
       情報システム課
       （パスワード設定）

   連絡              連絡         連絡
    ↓                ↓           ↓
 関係各部署      情報システム課長   関係各部署
（図3連絡票参照） （来院設定 or 救急  （図3連絡票参照）
                 事務担当者設定）

※情報システム課長は、来院できない場合は
　救急事務担当者へ設定の指示
```

- 各自、VIP患者PW設定連絡票を出力のうえ、使用すること。
- 時間外・休日にPW設定をした場合の関係部署への連絡先は、当日の責任者とする。
- PW設定を解除する場合は、<u>登録診療科部長</u>より医事課長へ連絡すること（ただし、時間外・休日に設定したPWの解除は、<u>後日受け持った診療科部長</u>が医事課長へ連絡すること）。

平成24年12月26日作成

図3　VIP患者　パスワード設定連絡票

申請日：平成　　年　　月　　日　　　　　　　　　　　　　電子カルテ委員会
　　　　　　　　　　　VIP患者登録連絡票（通常用）　改訂版　平成24年10月

患者名	登録番号				申請者
	－ －				
VIP登録必要理由	申請診療科				
					押印またはサイン
	VIP登録期間				
	～				
	※入院のみVIP対応する場合は退院時に〇〇課まで必ず連絡ください。外来受診時にもパスワードが要求されてしまいます。(他科を含む)				承認者
必須部門連絡確認（連絡した場合□にチェックすること。協診診療科は科名を記入）					
□入院診療科担当医	□入院病棟管理師長	□協診診療科部長	□協診診療科部長	□協診診療科部長	押印またはサイン
					パスワード
					※字数制限ナシ
□薬剤部長	□放射線部長	□検査部長	□栄養部長	□〇〇課長	(例：　　　)
必要時部門連絡確認（連絡した場合は□にチェックすること）					
□麻酔科部長	□手術室師長	□リハビリテーション医長			
					マスコミ対応
					要・不要
					保存先
					医事課長

御しなければなりません。

　私が偶然立ち会った事案では、真夜中近くになっても複数部署からの閲覧があり、まさしく病院が「不夜城」であることを痛感しました。このため、夜間にどのようにカルテログインを制御するかを定めたのが、図2のフローとそのためのパスワード連絡票（図3）です。

　封建社会では王侯貴族の威光に皆で平伏し、文字どおり特別対応をしたわけですが、現在の日本において、脅威はVIP本人ではありません。VIPの周囲の人々（顧客）による、「施設のVIP対応への評価」こそ脅威であり、この場合の顧客には職員も含まれます。

4

個人情報　漏えい後

■語られない事後処理

　2014年7月の大手通信教育会社の事件をはじめ、個人情報の流出は日常的に報道されています。企業・団体による漏えい件数は2011年以降増加していますが、これは軽微なインシデントについても積極的な公表が主流になりつつあることが背景です。

　さらに、業界別統計では金融・保険、公務、情報通信業、教育学習支援事業で漏えい件数全体の約80％を占めますが、「医療、福祉」分野はこれらに次ぐ第4位であり、2007年以降、上位にランクされています[1]。

　このため、個人情報のリスクマネジメントの重要性は、多くの識者から語られていますが、情報がいったん流出した後の「事後処理」は語られません。電子化によって郵便物やファクスの誤送信とは異なる大量の案件が発生し、漏えいルートも多様化したため、事後処理についても今まで以上に備えなければなりません。

1）「2012年情報セキュリティインシデントに関する調査報告書～個人情報漏えい編～」より

■現時点では罰則よりも社会的責任

個人情報保護法では情報の漏えい後、ただちに罰則に至るものではなく、まず指導・勧告プロセスがあり、その後、刑罰に至ります（第34条）。「改善勧告」、「改善命令」にもかかわらず、改善を行わずに刑罰に至る可能性は低く、信用失墜と発生後のさまざまな対応リスクが、医療機関への本当の脅威です。

■厳罰化も検討されている

一方で、社会保障給付と納税を1つの個人番号で管理する「マイナンバー制度」の導入[2]が迫っています。本制度施行後は、医療の情報漏えいに対して一般企業よりも一層、厳しい対応が検討されています（別紙1）。

別紙1　情報漏えいに対する罰則について

> ○ 医療等に関する情報は一般に機微性の高い情報を含むものであり、その漏示は個人にとって著しい影響を及ぼすことが考えられる。
> ○ 医療等情報個別法においては、情報の保全管理を徹底し、国民の信頼を高めるためにも、量刑の引き上げとともに、故意・過失の取り扱いについても検討してはどうか。
> ○ 医療等に関する情報の機微性を踏まえれば、過失による漏えいであったとしても、その漏えいは故意に漏らした場合と異なるところはないと考えられるのではないか。
> ○ 一方で、過失による漏えいすべてについて罰則を設けることになれば、医療等の情報の利活用に対する萎縮につながる可能性があると考えられるのではないか。
>
> 「社会保障・税に関わる番号制度及び国民ID制度の導入に伴う個人情報の保護に関する基本論点」より

---

2) 平成27年10月から住民票を有するすべての人に、1人1つのマイナンバーを通知。平成28年1月からは年金の資格取得や確認、給付雇用保険の資格取得や確認・給付、医療保険の給付請求、福祉分野の給付、生活保護などの社会保障関係手続きに必要になるとされる。

■漏えい原因の多くはPC由来

　今日、個人情報漏えいの多くは、「パソコンなど電子媒体」を主因としています（図4）。このため、漏えい量は大量になり、1件ごとに対象宅から回収といった対応は事実上、不可能です。

【主な漏えいルート】
① 紛失・盗難
　・患者情報の入ったパソコンやUSBメモリーの入ったカバンを電車の車内や店舗に忘れる
　・事務所や自宅に保管されていたパソコンが盗難に遭う
② 誤送信・WEBでの誤公開
　・本来行ってはならないシステムの操作、設定等により情報が流出する
　・複数のアドレスにあてた電子メールを、BCCで送信すべきところをTOやCCで送信
　・Webページの公開サーバーの設定を誤って個人情報などが誰でも見えるような状態で放置
③ 内部犯行
　・企業（組織）内部の従業員が不正に情報を持ち出し、外部の第三者に売買
　・名簿業者等で、持ち出された名簿が販売される
④ Winny/Share等への漏えい
　・匿名ファイル交換ソフトの利用者がウイルスに感染し、業務データや電子メールの内容を流させてしまう
⑤ 不正プログラム
　・ウイルス感染によって、パソコン内部のデータが電子メールに添付されてばらまかれる

・スパイウエアを送り込まれ、パソコンで入力した内容が外部に送信される
・アクセス制限を設けているコンピューターに、外部から不正に侵入され情報を盗まれる

⑥ 風評・ブログ掲載
・組織の従業員が、ブログやホームページで本来秘密にすべき事項を掲載
・社内情報が匿名掲示板に書き込まれる

図4　漏えい原因比率　2012年度

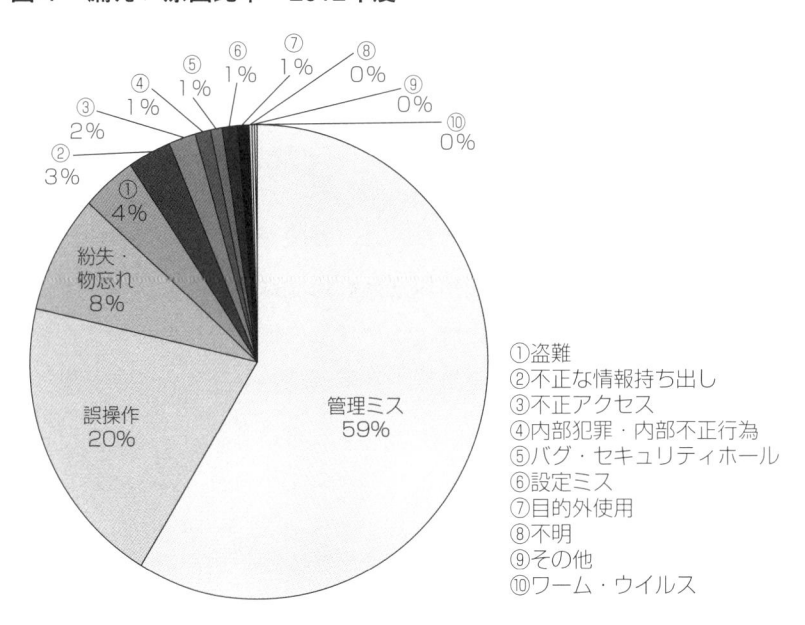

①盗難
②不正な情報持ち出し
③不正アクセス
④内部犯罪・内部不正行為
⑤バグ・セキュリティホール
⑥設定ミス
⑦目的外使用
⑧不明
⑨その他
⑩ワーム・ウイルス

①4%
②3%
③2%
④1%
⑤1%
⑥1%
⑦1%
⑧0%
⑨0%
⑩0%
紛失・置忘れ 8%
誤操作 20%
管理ミス 59%

■「漏えい後」の補償は内容次第？

事後対応の費用はどうでしょう。

流出による慰謝料は、一般的に低額[3]にとどまります。

ただし、医療情報はセンシティブな情報であるため、慰謝料額が増加するという関係にあります[4]。それでも実際の漏えいでは、被害者の考える高額の慰謝料は認められないようです。さらに、慰謝料は実際の判決によるもののため、裁判に至らない場合の解決金は、これより低額になります。漏えい対応担当者にすれば、多くの被害者が考える損害のイメージ（すなわち賠償額）と賠償相場の違いが大きく、苦労が大きいことになります。

　数千人から数万人規模の漏えいになった場合、コールセンターの設置やお詫び状の送付、事故調査の報告などとして数百万円から数千万円の費用が掛かり、流出した件数に比例して賠償額は膨らみます。

　例）１件5,000円のお詫び＊3,000件＝1,500万円

■医療機関用個人情報漏えい保険は使えるのか──

　いざというときの頼みの綱となると、保険が考えられます。現在販売されている医療機関用個人情報漏えい保険はセーフティネットになり得るのでしょうか。補償内容は、いずれの保険会社の保険も大きく２つに分かれます。

〈A社の場合〉

（１）　損害賠償金

　①　法律上の損害賠償金

　②　争訟費用

3）宇治市住民基本台帳データ漏えい事件（大阪高裁平成13年12月25日判決）において認められた慰謝料は、１件あたり１万5,000円。住所、氏名、電話番号、メールアドレス等の情報が流出した事件（大阪地裁平成18年5月19日判決）においては、１件あたり慰謝料5,000円。

4）氏名、住所、電話番号以外に「関心を持っているコースについての情報」が流出したエステティックホームページ個人情報流出事件（東京高裁平成19年8月28日判決）では、３万円の慰謝料が認められている。

③ 求償権保全費用

(2) ブランドプロテクト費用

① 謝罪会見　広告　文書費用

② 見舞金購入費用　見舞金　商品券など

③ クレーム対応費用

④ コンサルティング費用

　損害賠償請求への備え（１）と、法的対応に至らない対応費用（２）に分かれている点を理解しておく必要があります（別紙２）。多くの被害者は訴訟に踏み切ることはしないため、（２）部分での対応になりますが、その補償額は商品券500円程度と、損害賠償金と比べて少額です。

別紙２

損害賠償金【賠償責任担保部分】			ブランドプロテクト費用【費用損害担保部分】			年間保険料	
A社	B社	自己負担額免責支払割合	A社	B社	自己負担額免責支払割合	A社病床数ごと	B社年間売上高
3千万円	3千万円	A社免責なしB社10万円	3百万円	1千万円	A社B社とも10万円	1,920円	約33万円
5千万円	5千万円	^	5百万円	2千万円	^	2,832円	約44万円
1億円	1億円	^	1千万円	3千万円	^	4,424円	約55万円

＊A社には保険金額1,000万円のより安価な設定が、B社には1億円以上の高額な設定が可能な商品が存在するが、両者同一の保険金額のものだけを記載。
　各種団体割引・セキュリティ割増引は反映せず。
例）上記表の契約で、損害賠償金として5,000万円、謝罪広告の掲載、謝罪文書の作成と送付、苦情受付部署の設置・運営、見舞金の購入、コンサルティング費用として1,200万円、合計6,200万円を支出した場合
　　①損害賠償金として5,000万円
　　②ブランドプロテクト費用として（1,200万円－10万円）×90％＝1071万円＞1,000万円
　　①＋②＝6,000万円の保険金額を受け取ることになる。
　B社の保険料は年間売上高ごとに設定されている。平成23年度病院経営指標によれば、医療法人・一般病院における医業収益の平均値は36億円（164床）であり、上記保険は150床前後の医療機関を想定していると思われる。A社保険料は安価であるが、損害賠償金以外の部分に対する補償はB社が高く、単純に優劣はつけがたい。
　さらにA社は精神的苦痛に対する損害賠償金は保険金額の5％を限度/B社は見舞品は１人あたり500円を上限など細かい規定が存在する。
　繰り返しになるが「良い保険・悪い保険」はなく、加入者のニーズにマッチしている保険を選べるかがポイント。

【保険金が支払われない場合の規定の一部】
● サーバーに記録された個人情報データベースに有効なアクセス制限が設けられてないことに起因する損害
  ＝医療システムに対して標準的なファイアウォール設定が必要です。
● 病院が第三者に個人データを提供し、もしくはその取り扱いの全部または一部を委託し、または第三者と個人データを共同して利用したことが、個人情報の漏えいに該当するとしてなされた損害賠償請求
  ＝検査の外注委託や他施設との共同研究などには①厳重な確認と契約上の条件化、②個人情報の除外規定掲示が院内やHPにもれなく行われているか、確認が必要です。

今後さらに、電子化による医療の可視化に比例して、病院には臨床からさまざまなデータ供出が求められます。したがって、大量のデータが授受される機会が増加し、リスクもさらに増加するわけです。しかし、残念ながら個々の財源からシステム導入を行わざる得ない病院が、採用できるセキュリティ仕様には限界があります。

対策として、各病院のシステム更新時には、漏えい防止を目的にした仕様要件を必ず盛り込むことが、医療システムセキュリティのインフラ強化に欠かせません。

個人情報漏えいの問題は、「人為的ミス」が原因の大半を占めることからも、最後には職員一人ひとりのモラルに行きつきます。教育研修の定期的開催が、病院管理者がまず着手できる最良の方法であることは間違いないでしょう。

5

ソーシャルメディアへの書き込み

■ソーシャルメディアの台頭

　ブログ、SNS、Twitterなどのソーシャルメディアの広がり。企業と社員の関係の変化。2つの流れから増加しているのがネットによる告発や不用意な書き込みです。新聞・出版などのマスメディア報道と異なり、ネットによる告発は第三者的判断というフィルターを介さず、発信者からダイレクトに社会に瞬時に伝搬する点が、最大の特徴です。

　家電メーカーを相手にしたネット告発事件[1]が注目を集めた10年ほど前に比べ、インターネットでの情報発信は、信頼性などのウイークポイントも認知されつつ、「国民一人ひとりが総マスコミ化する」手段となりました。スマートフォンの普及により、情報の拡散は一層、スピードを増してます。

　一度Web上に書き込まれた情報は、簡単に拡散し、情報を完全に抹消することは不可能と考えられます。病院はマスメディアでの論調だけではなく、Web上の風評にも影響を受ける可能性が高まっています。

1）1999年、PCを購入した顧客とカスタマーサービス部との交渉の一部始終が、顧客が立ち上げたサイトで音声も含め公開された事件。ネットの影響力が驚異的に受け止められ、マスメディアを介さずに、一般人がインターネットを使って世論を喚起できるとして、インターネットが神格視されるきっかけとなった。

■書き込みの原因

ネットに書き込みが行われる場合とは、どのような場合でしょうか。

【患者さんからの場合】
- 診療内容に不満を抱き、病院へクレームを申し出たが、対応に満足できない場合＝クレーム対応失敗の影響
- 診療内容に不満を抱いたものの、病院へのクレームには至らず、今までならそのまま来院されなくなった患者さんが、病院に直接クレームを言わず、不満をネット上に告発するケース＝ネット社会ならではのサイレントクレームが顕在化したもの
- 社会正義＝この施設ではこのような違法を行っているなど、いわば義憤にかられた告発
- 金銭目的＝告発を停止する見返りとして、金銭を受け取ることを最終目的として掲載されたもの

患者さんが"検索"によって病院を選ぶケースが増えています。多数ある口コミ病院検索サイト、また病院評判ランキングには、多くの口コミが寄せられています。中には「絶対にあの病院には行かない」、「治らない」といった厳しい意見も見受けられます。「受診してイヤな思いはしたくない」との利用者の事前予測願望から「悪い評価の書き込みは、病院イメージの低下を招く」ことをユーザーは理解したうえで書き込みをします[2]。

【内部からの場合】

組織内・周囲の人間が、掲示板やブログなどを不満のはけ口にして、

---

2) 20歳代の日本人は、1日約110分をネット検索に使い、TV視聴などに代わる情報行動の中心になっている。米国人や韓国人はゲームが多く、日本はSNSなどへの書き込みが多いという（毎日新聞9月17日）。私は日本人の「日記好き」との関連をつい考えるが、日記と違い、瞬時に社会に発信されるところが、ソーシャルメディアの醍醐味でもあり怖い点でもある。

問題のある書き込みを行う例が昨今、急増しています。さらに、一般には開示されていない情報を、ブログや掲示板に書き込みをする情報漏えいも増えています。

職場内の情報の不本意な開示は、利用者の口コミと違う意味でインパクトが強いため、組織への不信感につながります。受診者減や離職率の増加・求人応募者の減少など、さまざまなダメージが発生するため、早めに対策を行う必要があります。

- 内部告発・ゴシップ＝組織内部や取引先でしか知り得ないような情報を真贋織り交ぜて公開することで、組織へのダメージを意図したもの。ゴシップの掲載も広義には同じ目的から。
- 機密情報の書き込み＝従業員・職員の内部情報書き込みによるトラブル[3]の頻発に対応するため、企業や団体では従業員・職員がSNSを利用する際のガイドラインを策定するようになっている。

■告発の方法

書き込みは、主に次の3つの方法によって掲載される可能性があります。特に、気軽さから②、もしくはリアリティーの高さから③が注目されるでしょう。

① 自らサーバーにホームページを立ち上げ、非難記事を掲載
② 著名掲示板への書き込み
③ ブログ・Twitterなどのソーシャルメディアへの書き込み

(1) まず、書き込みされた内容が事実かどうかの確認

書き込みを発見した場合、掲載されている内容が事実かどうかを確認することが先決です。書いた人物を即座に特定するのは難しいです

---

3) 有名ホテルのアルバイト従業員が顧客利用情報を投稿し、ホテル側が謝罪。ほかにも航空管制官が機密情報をブログに書き込むなど多数。

が、内部的なものには、不満の原因と思われる問題を先に解決するといった対応も検討します。

（2） 背景の推測

掲載に至った背景を推察します。告発が主な目的か？ 業務妨害が目的か？ 愉快犯的なものか？ 勘違いが原因か？ など、背景はさまざま考えられますし、複合的な原因かもしれません。

（3） 対 応

◆無視する

証拠の裏づけのない事実無根の掲載は、無視するのも方法です。大量の情報が氾濫しているネット情報は信頼性が高くセンセーショナルな内容でなければ、情報の洪水の中で埋没します。無視するかどうかの判断は、

① 掲載内容に証拠や根拠があるか
② 社会やマスコミが関心を持つようなタイムリーな話題性があるか
③ カウンターがある場合、当該サイトのアクセス数が急激に上昇しているか

などで慎重に判断します。

◆反論する

往々にして、ネット上の反論は水掛け論になります。掲示板上での論争の展開は、善悪に関係なく、世間の関心を引きます。最悪の場合、炎上のきっかけにもなるため、避けるべきでしょう。

◆削除依頼で対処する場合

当該サイトや書き込みに直接対応するためには、「発信者の特定」と「掲載内容の削除」が必要になります。

一方、不用意な削除依頼は、削除依頼専用の掲示板に依頼内容が掲載されてしまうため、逆効果になってしまうことも少なくありません。

メールで削除の依頼をして、その依頼内容を書き込んだ相手に掲示板やブログに転載されてしまうことで、さらに検索エンジンにヒット、問題が拡大してしまう被害も発生しています。

☆削除依頼に際しての注意

- ◆ 削除依頼をするときには、定められたフォーマットに従う。
- ◆ 間違った方式で依頼をしても削除されない。
- ◆ 形式に沿った形で削除を依頼したとしても、プロバイダ責任制限法や「言論の自由」との関係から、内容が基準に合致していなければ削除されない。

図5にあるように、プロバイダの責任は限定され、簡単には削除に応じない場合もある。

- ◆ プロバイダが削除に応じない場合は、自ら訂正する内容の情報発信を行い、こちらを目立つようにすることで、一方的に悪い印象になってしまうのを防ぐ。

図5　削除依頼

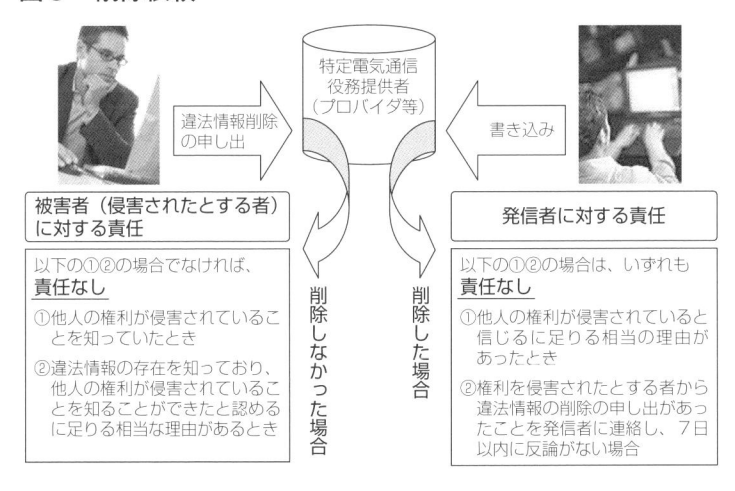

```
                    特定電気通信
                    役務提供者
                    (プロバイダ等)
   違法情報削除                          書き込み
   の申し出  →                       ←

被害者(侵害されたとする者)              発信者に対する責任
に対する責任

以下の①②の場合でなければ、    削除    削除    以下の①②の場合は、いずれも
責任なし                      しな    した    責任なし
①他人の権利が侵害されているこ   かっ    場合    ①他人の権利が侵害されていると
 とを知っていたとき           た場          信じるに足りる相当の理由が
②違法情報の存在を知っており、  合            あったとき
 他人の権利が侵害されているこ          ②権利を侵害されたとする者から
 とを知ることができたと認める          違法情報の削除の申し出があっ
 に足りる相当な理由があるとき          たことを発信者に連絡し、7日
                                      以内に反論がない場合
```

■書き込み対応の先に

　ソーシャルメディアで発信される情報を、会社名などのキーワードによって自動で収集し、データ量の推移を時系列で確認するサービスを行っている企業も存在します。記事数の推移を監視することで、どのメディアで、いつ、何件の書き込みがあるのかがひと目で分かるため、風評の把握が可能とPRしています。また、多数のサイトの検索結果を一元管理できるので、定期的な監視作業時間の短縮効果も謳っています。

　書き込みへ対応するだけでなく、書き込みをモニタリングする。国家によるネット監視ではありませんが、企業がここまでネット風評に注意を向けている現状に、改めて驚かされます。

　ネットで情報を発信することに相応の社会的責任が伴うことを、組織も個人も痛感しつつあります。病院にとっては、医療スタッフや取引先も「大切な顧客」であるという原則の確認が、必要な時代になったと言えるでしょう。

【参考文献】
特定電気通信役務提供者の損害賠償責任の制限及び発信者情報の開示に関する法律（プロバイダ責任制限法）

6

紙カルテの廃棄

■捨てることが求められる

　英国の軍艦は、毎年1インチずつ喫水が下がり、航行速度が落ち、やがて使い物にならなくなるといいます。原因は、乗組員各々が次第に私物を持ち込み、全体では侮りがたい重量になるからです。このため、海軍では私物の持ち込みに厳重な規定を設け、かつ検査をするそうです。事業の継続に通じる金言と感じ入った次第ですが、多分にもれず、病院も年月を経るにつれ、私物だけではなく、医業の成果物としての保管物は増えてきます。代表格は、カルテでしょう。

　個人においても、男性が捨てられないものの第1位は本です。本は気に入れば愛着がわくのと同時に情報性が高く、「あとで困るのでは」と考えるためですが、重さにおいてもトップクラスです。最近、電子書籍が注目される背景は、明らかに本の重量と保管スペースの負担が一因でしょう。

　電子カルテ導入時には必ず、従来の紙カルテ保管が議論になります。カルテは本以上に資料性・情報性が高いため、解決は容易ではありません。

　さらに都市部では、空間は何ものにも代えがたい価値があり、保管スペースは切実な悩みです。保管場所がそのままお金に見えてくるほど、紙カルテへの対応は"重く"のしかかってきます。

■コストか？　資産か？

カルテはいったい何年間、保管されるべきか

　ご存じのとおり、医療記録の保管に関する諸法は次のとおりです。
「医師法（第24条）一連の診療の終了日の翌日から5年間」
「療養担当規則（第9条帳簿等の保管）診療完結の日から5年間」
　私の見聞する範囲では診療の終了後、20年以上（民法上の損害賠償権消失除斥期間）カルテを保管する病院は多くありません。病院に保管義務期限の過ぎた紙カルテ廃棄を加速させる要因は、案件調査事例とコスト双方からの解放です。近年でもフィブリノゲン・肝炎集団訴訟をはじめ、集団健康被害や薬害事例が発生しています。このような健康被害や薬害が今後、皆無になる保証はありません。さらにカルテ保管を続ければ、カルテ紛失など情報漏洩リスクが生じます。
　しかし一方で、患者にとって「自分のカルテを保管されている」ことは、病院への大きな信頼の礎です。
　近年受診のない患者層のカルテ廃棄を検討した際、当時の院長は「医師法・対訴訟だけでいいのか。それだけではあるまい。カルテは患者さんと病院の信頼の証し」と言われました。病院への信頼（ブランド）とは長年かけて築くものであり、その証左がカルテであるとの意見はまさしく正鵠を射るもので、私の考えの浅はかさを痛感しました。
　すなわち過去のカルテは、病院にとって貴重な資産であると同時にコストであり、リスクであるともいえるでしょう。

■外部倉庫保管

　敷地や建物には限りがあり、それでも保管を考えるなら「倉庫を借りる」となります。最近の外部倉庫は時流からセキュリティ強化が著

しく、入退室管理や監視カメラ・電気錠・定温定湿区画・個人情報漏洩保険加入・情報セキュリティマネジメントシステム（ISMS）取得といった具合です（その分、価格に反映）。

　ユーザーである病院から「預けているカルテを見分したい」と依頼しても、容易に入室すら許されません。まさしく難攻不落の防備を重ねており、これらは当然コストに反映されています。アクセスを考えると、あまり遠隔地の倉庫にも委託できず、地価の保管料への反映を受け入れることになります。さらに、取り出し依頼をかけるごとに課金され、永年の利用には相応のコストが必要です。

■自炊にも難しさ

　「紙カルテを保管したいが、外部倉庫も難しい」となれば、スキャンによるデジタルアーカイブ化、すなわち「自炊」の検討になります。しかし、カルテのデジタル化にも覚悟が必要です。

　デジタル化のメリットは、●省スペース、●亡失リスク・災害対策、●劣化対策・長期保管、●管理人員コスト、●検索容易性、などが挙げられます。

　デジタル化を後押しするもう１つの要因が、集中スキャナーの進化です。スキャン速度の向上に加え、グレード次第ではサイズ混在対応、両面感知、重層検知機能などを有します。さらに書類の区切り位置にバーコードをプリントした用紙を挿入するだけで、自動的に仕分けを行う付加機能も一般化しています。

　このようにスキャナーが進化したとはいえ、デジタル化最大の費用は人件費です。院内で「自炊」の場合、実際に１冊のスキャン時間と対象冊数から試算すると、相当な時間（＝費用）が必要なことが分かってきます。加えて、集中スキャナーと閲覧システム一式で相応の初期

投資が必要です。これらを外注した場合、(作業ノウハウに長け、効率的な面はプラスにしても) 内製に業者の設備投資分と利益をオンした費用支出になります。

■どのくらい使うのか　検討が必要

　外部倉庫にせよデジタル化にせよ、「保管する」vs「保管しない」の検討を臨床現場に投げかけると、必ず「保管する」が優勢になります。一方、カルテの保管は、医業収益に直接貢献するものではありません。

　よってカルテの保管期間検討には、目的と受益効果を明確にするために、保管カルテの利用頻度検証が効果的です。当院でこの課題を検討の際、調査を行った結果は、表2のようなものでした。

　年度ごとに貸出冊数をモニタリングすると、(予想される結果ではありますが) 一定年数以前の貸出需要には漸減が裏付けられます。したがって、「法令を順守したうえで、需要に応じた範囲の保管が現実的」との結論に至りました。

表2　保管カルテの利用頻度検証結果

	対象カルテ期間	保管冊数	貸出数	年間平均貸出
入院カルテ	1958〜1973	88,998	3	0.2
	1974〜1981	55,576	14	2
	1982〜1985	32,401	86	22
	1986〜1990	61,866	264	53
	1991〜1995	73,985	922	184
	1996〜2000	80,879	1,622	324
	2001〜2005	93,910	3,390	678
	2006〜2010	91,302	15,845	3,169

■廃棄対象カルテの扱い

　当院の医療情報管理部では、シンプルなカルテ管理システムに、紙カルテ保管場所や貸出情報を登録管理しています。カルテ管理システムに最終受診年月をセーブし、廃棄対象カルテを年数設定により抽出可能にしています。

　対象カルテを廃棄する場合、カルテ管理システム上、廃棄と廃棄年月日を登録します。医師に対しては廃棄前にカルテの交付アンケートを行い、交付希望があったカルテは廃棄せず、医師に交付します。

　この際、カルテにはゴム印で「2013年×月台帳削除、廃棄済み」を押印のうえ交付します。交付したカルテの管理責任は、すべて被交付者とし、退職の際は病院への返却を約束したうえで交付します。

■正しい廃棄方法の確立が必要

　電子カルテを導入したのちも、同意書をはじめとする紙記録は残存します[1]。タイムスタンプなどの対応を取らない限り、「残存した紙記録の一部」が次第に保管スペースを逼迫させます。

　カルテの保管は、病院ごとの考え方や目的・さらに財務状態も千差万別で、正解も間違いもありません。現実として永久保存は難しく、「正しく廃棄する」方法の確立が必要です。効率的な保管と廃棄には、①カルテ利用状況の把握、②（保管・廃棄の）基準・担当者・時期・方法・場所、のいわば５Ｗ１Ｈの確立が不可欠です。

　廃棄に当たっては院内決済のうえ、廃棄日時と対象カルテを第三者に証明できる管理を行います。廃棄委託業者に廃棄証明書提出を義務

---

1) 当院においても同意書ファイルは９万冊となり、かつ毎月３千冊増加するため、タイムスタンプを導入

づけることは言うまでもありません。

COLUMN 「捨てる技術」と超整理法考

　片付けが苦手な私は、整理する・捨てるといったジャンルの本をすがる思いで乱読してみた（さらに本が増えるこの皮肉）。このジャンルには本来たった１つの正解はないために、さまざまな論客が存在する（最近ではまず、やましたひでこ氏の『断捨離』であろう）。百家争鳴のなか、私は野口悠紀夫教授の『「超」整理法』と辰巳渚氏の『「捨てる！」技術』を愛読している（時折、読み返さないと整理も捨てるも滞るため）。

　野口教授が分類による保管に限界を見いだし、時系列による保管を提唱した超整理法されたのは90年代初頭。しかし、今も大いに感化されるのは、その理論の素晴らしさはもとより、なんともこの本が「読ませる」点にもある。それはなぜか？

　教授が、いかに整理について悩み、つらい経験をされたかが語られているからにほかならない。読者は教授とともにいわば「情報整理の地獄めぐり」を経て、超整理法にたどり着くのだ。単純な私は大いに感化されシリーズを読破、今では手帳まで「超整理」手帳になってしまった。教授の思うつぼである。

　一方で、辰巳氏は『「捨てる！」技術』の中で収納法・整理法によって解決しようとすることの限界を説き、収納整理は善で捨てるのは悪か？と提唱された。これはバブルのモノ余り時代に一石を投じるものであったであろう。辰巳氏の提言は一定量・一定期間を超えたら捨てる・定期的に捨てるといった「捨てる基準」の設定と励行である。

　一例を挙げれば「とりあえずとっておく」は禁句／「仮にはだめ、今きめる」／「いつか」なんかこない／「資料類＝情報を聖域とみなすと捨てられない」など、今回のテーマに通ずる金言がちりばめられている。捨てる・整理するに羨望するのは、それがいかに難しいかの裏返しなのだ

7

身元不明者の死亡

　"身元不明の患者"の入院といえば、他業界の方には映画「イングリッシュ・ペイシェント」のイメージ[1]からか、ロマンチックな印象を抱かれる場合すらあります。しかし救急車搬送時には、身元や経済状態を理由に患者受け入れを拒むことはできないため、身元不明患者の対応は難題の連続です。治療のかいなく、身元不明の患者が亡くなった場合について考えておくことが必要です。

　数年前、NHK「無縁社会～"無縁死"３万２千人の衝撃～」（2010年１月放送）が話題になりました。無縁社会が"衝撃"かは別にして、少子高齢化と都会への人口集中によって単身者が増加したことは事実のようです[2]。このうち、相当数が孤独死しています（図６）。

　また、全国自治体調査によれば、近年「身元不明の自殺と見られる死者」や「行き倒れ死」など、「新たな死」の急増が明らかになっています（住居で遺体が発見されたケースや、所持品に身分証明書があったケースでも、本人と断定できなければ、行旅死亡人として取り扱われる）。

---

1) 北アフリカで撃墜されたイギリス機から救出された全身火傷で記憶喪失の男は、身元不明ゆえに"英人の患者"と呼ばれる。野戦病院看護婦の熱心な看護によって次第に記憶を回想するといった趣の砂漠の映像美が印象的な映画。1997年アカデミー賞。
2) 2035年までに65歳以上の単身世帯は、現在の1.53倍の762万世帯になるという予想（国立社会保障・人口問題研究所　将来世帯推計）。

さらに、本人の身元が判明した場合でも、「死体の埋葬又は火葬を行う者がないとき又は判明しないとき」は、墓地埋葬法第9条に基づいて、行旅死亡人と同様に地方自治体の取り扱いとなります。
　これらの方々がなんらかのタイミングで存命中に発見された場合、病院へ搬送が発生します。身元不明の患者や連絡先不明の単身者を病院が収容した際、身元の調査が第一関門です。
　身元不明は必ず（支払い）・（説明同意）・（死亡時）の問題として病院に重くのしかかります。また身元が明らかであっても、病状から意思疎通がままならない単身者も同様です。

図6　東京23区内で自宅で死亡した65歳以上一人暮らしの者

平成14年	15年	16年	17年	18年	19年	20年
1,364	1,451	1,669	1,860	1,892	2,361	2,211

資料：東京都監察医務院「事業概要」

■所持品から身元調査の是非

　身元不明で意識不明の患者が搬送された場合、持ち物から判明した連絡先に電話する是非が、しばしば議論になります。スタッフの多くは、個人情報保護法に抵触するのではないかと心配を抱きます。
　通常は、入院時に緊急連絡先を聞きますので、本人が病院に伝えていない連絡先を所持品から探し出し、連絡することは慎むべきでしょう。また、緊急連絡先以外に病院から電話しても、迷惑がられてしまうのが実態ではあります。
　ただし、生命に危険が及びつつある事態では、プライバシー保護と倫理的な行動どちらが優先されるべきかの適切な判断が求められます[3]。

> 個人情報の保護に関する法律
> （平成一五年五月三十日法律第五十七号）（利用目的による制限）
> （前略）
> 3 　前二項の規定は、次に掲げる場合については、適用しない。
> 　一 　法令に基づく場合
> 　二 　人の生命、身体又は財産の保護のために必要がある場合であって、本人の同意を得ることが困難であるとき

■行旅死亡人

　治療のかいなく死亡退院となり、さらには身分証明書、携帯電話の類も持っていないような場合はどうでしょう。遺体を預かり続けることはできないため、市町村の行旅病人担当部門へ連絡し、「行旅病人及行旅死亡人取扱法」に基づいて、最終的には"行旅死亡人"として対応を要請することになります。

① 　警察の調査（死因が特定できない場合）
② 　病院で遺体保管
③ 　行政に引き渡し
④ 　火葬、埋葬は行旅病人法により、当該区市町村の担当（福祉課など）が行う（行政で管理している無縁墓[4]に埋葬）
⑤ 　身元不明者の発見場所、特徴、火葬をしたことが官報に掲載され、周知される

3）軽症患者の携帯から連絡し、のちにトラブルになった経験もあり、あくまでも患者容態との判断が必要。
4）法律上「無縁墓」とは、「葬られた死者を弔うべき縁故者がいなくなった墳墓」のこと。無縁墓とされることには法律上の規定があり、寺院や霊園にあるお墓を「無縁墓」として処理するためには官報掲載など一定の手順を踏む必要あり。

⑥　遺留品は、福祉課で保管・処分

　葬祭を行うべき縁者（扶養義務者）のいない患者について、葬祭を司る関係法は、次の３つがあります。

> ▶「行旅病人及行旅死亡人取扱法」
> 　行旅中または住所不明で死亡し、葬祭を行うものがない場合は、死亡地の区市町村長が葬祭を行うことを定めたもの。
> ▶「墓地、埋葬等に関する法律」
> 　身元が判明した患者であっても、死体の埋葬または火葬を行う者がいないときまたは判明しない場合は「墓地、埋葬等に関する法律」（第９条第一項）によって死亡地の区市町村長が葬祭を行う義務が課されている。
> ▶「生活保護法」による葬祭扶助
> 　葬祭を行う扶養義務者のない患者が、身元不明判明にかかわらず、その葬祭を行うものがあるときは、その者に対して生活保護法による葬祭扶助を行うことができると定めている。また生前に患者に対して生活保護の適用を行っていた場合には、葬祭執行を民生委員に依頼する等措置を講じたうえで、生活保護法による葬祭扶助を適用するようになっている。

　これら身元不明者にまつわる対応法をまとめると、図７のようになります。また、生活保護法による葬祭扶助については、担当する市町村によって対応が異なる場合もあるため、適切な担当部署との連絡が求められます（図８）。

　正真正銘天涯孤独な人や、自ら選んで孤独を守り亡くなる人もいる一方、友人・知己が判明することもまたあります。知人による葬儀が費用面で行き詰まる場合、生活保護法による費用補助が適用できるこ

図7　身元不明者の葬祭扶助

死亡の状況		費用弁償の項目	関係法	
行旅中住所氏名不詳	葬祭執行者あり	葬祭	生活保護法	図8参照
		公告（告示）	行旅病人及行旅死亡人取扱法	
	葬祭執行者なし	葬祭・公告(告示)	行旅病人及行旅死亡人取扱法	
その他住所・氏名等が明らか	葬祭執行者あり	葬祭	生活保護法	図8参照
	葬祭執行者なし	葬祭	墓地埋葬法	

とはあまり知られていないようです。

　"身元不明者"を巡る病院の苦悩は、今後も高齢化とともに増加します。村から家へ、そして個人へと、社会の単位が変動し、個々人が最後の準備を当然とする時代が訪れたのかもしれません[5]。

---

5) 財産や所持品、さらには自分自身の死後の処理をNPOと生前契約する人も少なくない。一方、これをビジネスチャンスととらえ、単身者向けのビジネスとしての身辺整理や遺品整理、埋葬などを専門に請け負う「特殊清掃業」、共同墓、話し相手、保証人代行などの「無縁ビジネス」が繁盛している。

図8　生活保護による葬祭扶助[6]

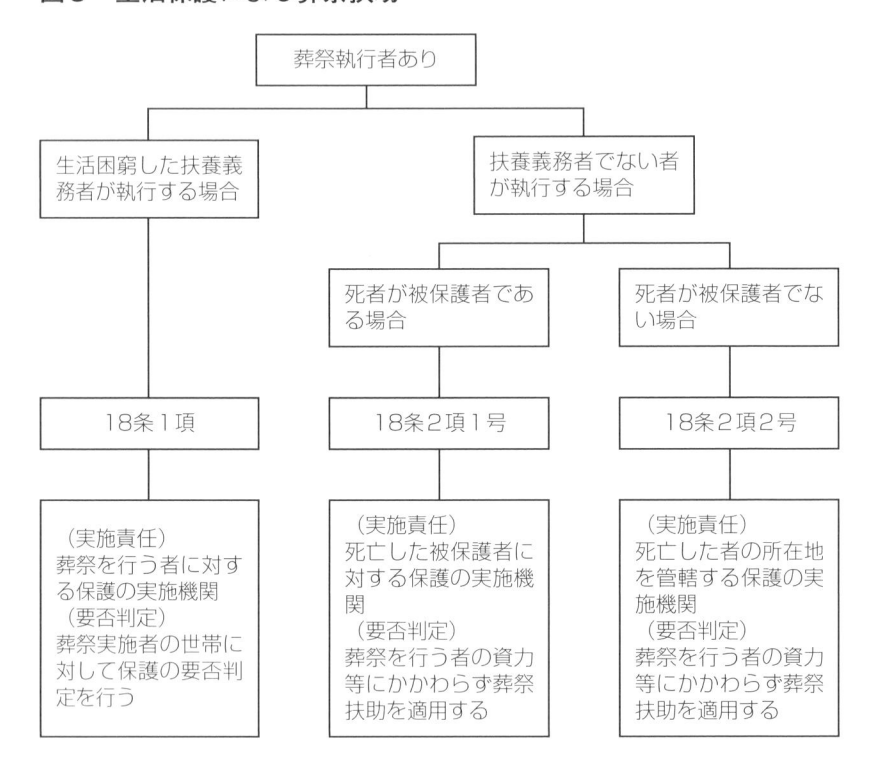

```
                    葬祭執行者あり
                    ┌──────┴──────┐
          生活困窮した扶養義      扶養義務者でない者
          務者が執行する場合      が執行する場合
                              ┌──────┴──────┐
                        死者が被保護者であ   死者が被保護者でな
                        る場合              い場合
                │              │              │
             18条1項         18条2項1号      18条2項2号
                │              │              │
        ┌───────┐      ┌───────┐     ┌───────┐
        │(実施責任)  │     │(実施責任)   │    │(実施責任)   │
        │葬祭を行う者に対す│  │死亡した被保護者に│  │死亡した者の所在地│
        │る保護の実施機関 │  │対する保護の実施機│  │を管轄する保護の実│
        │(要否判定)   │    │関         │    │施機関      │
        │葬祭実施者の世帯に│  │(要否判定)   │    │(要否判定)   │
        │対して保護の要否判│  │葬祭を行う者の資力│  │葬祭を行う者の資力│
        │定を行う     │    │等にかかわらず葬祭│  │等にかかわらず葬祭│
        │          │    │扶助を適用する  │    │扶助を適用する  │
        └───────┘      └───────┘     └───────┘
```

6) 平成20年度葬祭扶助の適用件数は、全国で月平均2,551件、年間約63億円。同年度の生活保護費総額のうち、約0.235%にあたる。
　葬祭扶助によって費用が支弁される範囲は、法第18条に、以下が定められている。
　Ⅰ．検案、Ⅱ．死体の運搬、Ⅲ．火葬又は埋葬、Ⅳ．納骨その他、葬祭のために必要なもの
　個別費用は級地別　大人　小人の違いがあるが、20万円前後。

8

在宅死亡の診断書

■到着時死亡・救急隊が遺体を運んできた──

　「病院に到着したときには亡くなっていたのですが、死亡診断書と死体検案書、どちらを書くのでしょうか」。若い医師から年に数回、私に問い合わせがあります。

　高齢化の影響により、単身者も含めて、病院以外の場所で亡くなる方も増加しています[1]。これら在宅死亡者の多くは、医師の作成する死亡診断書・死体検案書により「通常の病死」とされます。

　しかし一方で、犯罪死の見逃しにつながっていると、近年、制度の弱点も指摘されています。2013年には特別養護老人ホームの元職員が、傷害容疑で逮捕された事件が記憶に新しいところです。

　　容疑者（介護施設職員）は2010年2月18日午前、女性（当時95歳）に暴行を加え、死亡させた疑いが持たれている。女性は病院に搬送され、約4時間後に死亡したが、病院による死因は「胸部大動脈瘤破裂」とされていた。
　　施設が市に通報したときには、すでに遺体が火葬されていたことか

---

1) 都内で検案した総数も、平成元年では7,376人から平成23年では13,997人へ。そのうち病死は4,731人から9,542人へ。異状死も2,645人から4,455人へと倍増。　　　【東京都監察医務院　平成24年版事業概要】

ら当初、立件は難しいとみられていた。しかし、容疑者が女性に対する暴行をほのめかす供述をしており、女性の容体急変後に病院で撮影されたコンピューター断層撮影法（CT）の画像には、肋骨が折れている様子が写っていた。このため、県警は容疑者が女性入所者を暴行して死なせたとして、傷害致死容疑で逮捕状を取り、11日に再逮捕された。（2013年6月11日　紙面報道を筆者要約）

　ほかにも、2007年に力士が稽古中に急死した原因が、当初診断された稽古中のケガによるものではなく、解剖の結果、相撲部屋ぐるみの暴行であった事件などがありました。双方とも死亡診断書が、結果として初動捜査の妨げになってしまった趣旨の報道をされています。

■臨床研修での目標

　一方、平成16年4月に必修化された新たな医師臨床研修制度では、研修医が到達すべき目標（臨床研修の到達目標）に、死亡診断書、死体検案書、その他の証明書の作成も含まれています。

```
臨床研修の到達目標（抜粋）　（平成15年6月12日 医政発第0612004号別添）
A　経験すべき診療法・検査・手技
 1）医療記録
　　チーム医療や法規との関連で重要な医療記録を適切に作成し、管理するために、
　　1）診療録（退院時サマリーを含む）をPOS（Problem Oriented
　　　System）に従って記載し管理できる。
　　2）処方箋、指示箋を作成し、管理できる。
　　3）診断書、死亡診断書、死体検案書その他の証明書を作成し、管理できる。
　　4）CPC（臨床病理検討会）レポートを作成し、症例呈示できる。
　　5）紹介状と、紹介状への返信を作成でき、それを管理できる。
```

　このことから今後の施策として、医師が相応の死亡診断書・死体検

案書を書く責務が継続される方針がうかがえます。

■先進諸国と日本の違い

アメリカ・イギリスやスウェーデンなどでは、病死（明らかなもの）以外のすべての死因不明死体は、必ず法医学者と警察の相互協力によって正確な死因が判定されます。

一方、日本では異状死の定義が不明瞭なこともあり、臨床医が病死・自然死以外の死体（事故死や自殺など）についても死体検案書を書いている点が大きく異なります。

日本の解剖率は、都内区部でも対死亡患者数比は20％以下であり（図9）、監察医制度のない地域ではさらに低下します。諸国との違いは監察医制度の規模が原因ですが、日本の制度では犯罪や事故死を見逃す可能性が高いと、前出のような事件が起こるたびに提議されます。

図9 区部の死亡者数に対する検案と解剖の割合＆死因の種類別の割合および主要死因

（東京都監察医務院 平成22年版統計表および統計図表p24より）

区分	15年	16年	17年	18年	19年	20年	21年
死亡者数(人)	61,619	62,123	65,153	65,154	67,045	68,013	67,544
検案数(人)(対死亡者数比)	10,840 (17.6%)	11,123 (17.9%)	11,974 (18.4%)	12,022 (18.5%)	13,154 (19.6%)	12,989 (19.6%)	12,943 (19.2%)
解剖数(人)(対検案比)	2,627 (24.2%)	2,734 (24.6%)	2,702 (22.6%)	2,553 (21.2%)	2,647 (20.1%)	2,661 (20.5%)	2,700 (20.9%)

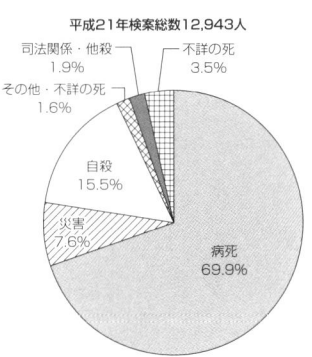

平成21年検案総数12,943人
- 病死 69.9%
- 自殺 15.5%
- 災害 7.6%
- 司法関係・他殺 1.9%
- その他・不詳の死 1.6%
- 不詳の死 3.5%

■記入上の留意ポイント

このように、日本では死因判定が大きく臨床医に任されています。

すなわち、臨床医が最も注意すべきは、死亡診断書か死体検案書かではなく、病死か外因死かの判断です。判断に迷うような症例であれば、東京であれば監察医務院に相談するよう、医師にはアドバイスします。

◆病死か外因死か

死亡診断書・死体検案書上で、死因は２つに分かれます。

① 「病死」あるいは「自然死」

疾病で亡くなった、あるいは老衰[2]で亡くなったケース。

② 「外因死」

外因死のなかで不慮の外因なのか、それ以外なのかを区分します。外因による死亡またはその疑いのある場合には、異状死体として24時間以内に所轄警察署に届出が必要です[3]。外因死に○をつけながら、死亡診断書・死体検案書を作成して終了してしまうパターンの誤りに注意しなければなりません。

さらに病死・外因死の区別は、遺族および保険会社にとって大きな問題になります。理由は、ほとんどの生命保険や企業年金等は、病死・事故死の違いによって給付金額に大きな差異があるためです。

◆いくつかの注意点

＊疾病と外因の両方が、死亡に影響している場合

最も死亡に近い原因から、医学的因果関係のある限り、さかのぼって疾病か外因かで判断します。直接死因が疾病であっても、直接死因に影響を及ぼした損傷等があると判断される場合は、その損傷名等についても記載します。

例）溺死：一般的に溺死は外因死。しかし、てんかん発作により意識消失、おぼれて死んだ場合ならば病死。

2）死因としての「老衰」は、高齢者で他に記載すべき死亡の原因がない、いわゆる自然死の場合のみ用いるとされる。
3）自殺の場合は手段を問わず「自殺」。首つりは「窒息」ではなく、ガス中毒は「中毒」ではない点に注意

＊「病死および自然死」か「外因死」か判断できない場合

　「12　不詳の死」として取り扱い、書式下部の「その他特に付言すべきことがら」欄に、詳しくその状況を記入します。この場合も監察医務院に相談し、警察に連絡することになります。

◆死亡診断書か死体検案書か

（１）　死体検案書を交付する場合（死体検案を行ったのち）
　①　診療継続中の患者以外の者が死亡した場合
　②　診療継続中の患者が診療に係る傷病と関連しない原因により死亡した場合
（２）　死亡診断書が作成できる場合
　③　主治医として継続診療中であった患者が、診察後24時間以内に病気で死亡した場合
　　＝再度診察しなくても、死亡診断書の作成が許されています。
　④　主治医として継続診療中であった患者が、診察後24時間以上経過した後、死亡した場合
　　＝診療に係る傷病で死亡したことが予期できる場合であれば、<u>まず診察を行い、そのうえで生前に診療していた傷病が死因と判定できれば、</u>死亡診断書を発行することができます。しかし、診療していた傷病以外による死亡が推察される場合は、死体検案書を作成し、不詳死として警察への届出が必要になります。

　死亡診断書・死体検案書の作成上、留意しておくべきポイントを押さえるには、厚生労働省の「死亡診断書（死体検案書）記入マニュアル」が年次更新され、移植などの最新の法改正にも補足が加えられているため、ご一読をおすすめします。

　（http://www.mhlw.go.jp/toukei/manual/dl/manual_h25.pdf）

9

運転を続けても？

■免許の返納

　病気や加齢から運転免許証を返納する件数の増加は、運転と高齢化の問題をいやがうえにも考えさせられます(図10)。しかし、地域によって、一家で１人１台の車の所有は、ぜいたくでなく必然です。高齢化が進み(表３)、ドライバーも何らか病気を抱えつつ運転を続けるなか、病気に起因した悲惨な交通事故も続いています（年間交通事故中「発作・急病」によるものは、平成２年以来平均286件)[1]。

　2011年４月に栃木県で発生したクレーン車による交通死亡事故[2]では、運転手が病状を申告せずに運転免許証を更新していたことが明らかになりました。警察庁は運転免許制度のあり方を検討するため、「一定の病気等に係る運転免許制度の在り方に関する有識者検討会」で検討、今回の道路交通法改正に至っています。この改正と病院は無関係ではありません。なぜならば、医師の「診断」が、ハンドルを握り続けるか否かの重要な分岐点だからです。

---

1) 一定の病気等に係る運転免許制度の在り方に関する有識者検討会・資料９
2) 他にも京都の祇園で発生した交通死亡事故（2012年４月）

第4部　C．高齢化・独居・死に伴うもの

図10　申請による運転免許の取消件数の年別推移＆運転経歴証明書交付件数の年別推移

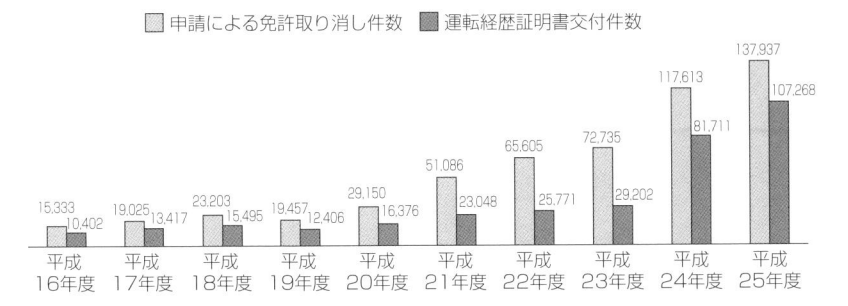

■ 申請による免許取り消し件数　■ 運転経歴証明書交付件数

年度	申請による免許取り消し件数	運転経歴証明書交付件数
平成16年度	15,333	10,402
平成17年度	19,025	13,417
平成18年度	23,203	15,495
平成19年度	19,457	12,406
平成20年度	29,150	16,376
平成21年度	51,086	23,048
平成22年度	65,605	25,771
平成23年度	72,735	29,202
平成24年度	117,613	81,711
平成25年度	137,937	107,268

■法改正一定の病気等に係る運転者対策の推進

　道路交通法は、昭和35年の制定当時、「病名により免許を与えない」画一的なものでした。

　平成14年に「運転への支障の有無によって個別に判定」することに

表3　平成25年度末　年齢別、男女別運転免許保有者数の構成率

年齢別	男		女		計		男女別構成比	
		構成率		構成率		構成率	男	女
16～19歳	619,814	1.4	421,073	1.2	1,040,887	1.3	59.5	40.5
20～24歳	2,608,167	5.7	2,212,705	6.1	4,820,872	5.9	54.1	45.9
25～29歳	3,294,638	7.2	2,923,116	8	6,217,754	7.6	53	47
30～34歳	3,746,543	8.2	3,409,564	9.4	7,156,107	8.7	52.4	47.6
35～39歳	4,439,665	9.8	4,076,932	11.2	8,516,597	10.4	52.1	47.9
40～44歳	4,787,012	10.5	4,404,728	12.1	9,191,740	11.2	52.1	47.9
45～49歳	4,138,815	9.1	3,785,029	10.4	7,923,844	9.7	52.2	47.8
50～54歳	3,731,217	8.2	3,343,220	9.2	7,074,437	8.6	52.7	47.3
55～59歳	3,647,968	8	3,140,491	8.6	6,788,459	8.3	53.7	46.3
60～64歳	4,329,188	9.5	3,457,864	9.5	7,787,052	9.5	55.6	44.4
65～69歳	3,813,644	8.4	2,704,937	7.4	6,518,581	8	58.5	41.5
70～74歳	2,985,683	6.6	1,590,165	4.4	4,575,848	5.6	65.2	34.8
75～79歳	1,901,037	4.2	661,449	1.8	2,562,486	3.1	74.2	25.8
80～84歳	1,031,418	2.3	224,585	0.6	1,256,003	1.5	82.1	17.9
85歳以上	388,982	0.9	40,363	0.1	429,345	0.5	90.6	9.4
計	45,463,791	100	36,396,221	100	81,860,012	100	55.5	44.5

警察庁運転免許統計平成25年版

なりました。さらに今回の事故を受け、一定の病気等に係る運転者対策の推進が進められる方向です。このための法律「改正道路交通法（改正道交法）」と「自動車の運転により人を死傷させる行為等の処罰に関する法律（自動車運転死傷処罰法）」の2つが、平成26年6月1日に施行されています。

☆**法改正におけるポイント**

① 病気の症状に関する質問制度および虚偽回答に対する罰則の整備
- 運転免許取得や運転免許更新の申請をする際に、「一定の病気等」に該当するかどうかを判断するため、質問票を交付。
- すでに免許を取得している方に対して「一定の病気等」に該当するかどうか調査が必要であるときは、必要な報告を求める。
- 虚偽の回答や報告をした場合は、1年以下の懲役または30万円以下の罰金（第89条、第101条の2、第101条の5、第107条の3-2、第117条の4関係）。

② 医師による任意の届出制度
- 医師は、診察した患者が「一定の病気等」に該当すると認められ、その患者が運転免許保有者であると知ったときは、当該検査結果を公安委員会に届け出ることが可能に（刑法による医師の守秘義務違反とは見なされない）。
- 医師による届出は、あくまで任意によるもので義務化されたわけではない。届出をしなかったことによる罰則規定はない。
- 医師が「一定の病気等」と診察した患者の免許の有無を公安委員会に照会することが可能に（第101条の6関係）。

③ 免許の効力の暫定停止制度
- 公安委員会は交通事故等の状況や医師の診断により、「一定の病気等」のいずれかに該当すると疑われる場合は、3月を超え

ない範囲の期間を定めて、暫定的に免許の効力を停止することが可能に。
- ●上記期間内に、公安委員会は医師による臨時適性検査を実施する（第104条の2-3関係）。
④ 再取得に係る試験の一部免除（省略）

■「一定の病気等」とは

一定の病気に係る臨時適性検査の件数を、図11にまとめました。

図11 一定の病気に係る臨時適性検査の件数[3]

	臨時適性検査の件数	専門医診断件数	主治医診断書提出件数
統合失調症	360	38	322
てんかん	537	111	426
再発性の失神	240	4	236
無自覚性の低血糖症	39	0	39
そううつ病	289	25	264
睡眠障害	21	1	20
その他の病気	930	33	897
認知症	703	170	533
身体障害	321	28	293
アルコール中毒	28	0	28
薬物中毒	2	1	1
病名不明	9	0	9

3) 警察庁による「一定の病気等に係る免許の可否等の運用基準」（平成23年）

■運転継続が危険な人には

　今回の法改正によって対策の推進が行われています。しかし、危険な運転者に対する警察の事故前の事前逮捕等は、認められていません。したがって、現時点では次の対応が唯一の方法になります。

　医師の診断と運転中止の説得→聞き入れない場合：免許センターに医師から届出を行う→免許センターから免許効力の停止を行ったうえで、臨時適性検査を行う→公安委員会の判断

　無自覚やエゴからハンドルを握り続け事故になれば、無辜（むこ）の人を危険にさらすことになります。医師からの届出は非常に決断力が必要ですが、危険な状態を黙認し事故が起こった場合、病院も無関係ではいられません。

　したがって、運転の危険が予見される患者さんを認識した場合には、前述の今回の法改正①②③について患者さんに説明し、カルテへの記載を行います。次のような事例も紹介する必要があります。

自動車運転制限期間中の運転事故による罰則の強化

　一定の病気に該当する方において、「病気の影響で正常な運転に支障が生じる恐れがある状態で、その状態であることを自分でも分かっていながら自動車を運転し、その結果、病気の影響で正常な運転が困難な状態になり、人を死傷させた場合」には、危険運転致死傷罪とみなされ、「自動車運転死傷処罰法」による厳罰が適用される。（平成26年5月施行）

　同法によって6月に無免許で疾患由来の人身事故を起こした男性患者には「服薬を怠り、起こるべくして起きた事故だ。極めて悪質」として、同法の改正により即日結審し、9月2日に判決の予定。

届出もやむなしといった苦渋の決断も、今後増加する可能性が高いのではないでしょうか。

■高齢化で待ったなし

　交通死亡事故は14年連続で減少しているものの、75歳以上の高齢者の死亡事故割合は平成25年で11.9％と倍増傾向にあります。

　こうした事態に対応するため、道路交通法は最近「重大事故を起こすリスクが高いドライバーを検査で事前に見つけるため」として、75歳以上のドライバーを対象とした認知症検査が強化されています（道路交通法改正案　平成27年3月10日閣議決定）。

　75歳以上の高齢者は、従前から免許更新の際の認知症検査によって3段階に分類されていました。今回の改正では検査で認知症の疑いのある「第1分類」になった場合、今まで一定の違反（逆走など）を行っていなければ必要とされていなかった医師の診断書提出が義務化されています。

　実際、危険な状態でハンドルを握り続けている患者さんを発見する前に、所轄署交通課に相談しておいてはいかがでしょうか。

10

院内自殺（Part 1）
～現状として：規模・理由・手段～

■免責の延長

「生命保険に加入しても、約款に定められた免責年数内に自殺した場合、保険金は下りない」

私の友人に「自殺遺族への保険金不払い説明」を担当する生命保険会社管理職がいます。彼曰く、昨年は全国に出張し、大変忙しかったとのことです。

平成11年以降、生命保険各社は加入者の自殺急増を受け、自殺の免責期間を、保険加入後1年から2年以上に引き上げています[1]。自殺大国でもある日本[2]。病院における自殺について考えます。

■14年間　年間3万人

平成26年の自殺者数が、1月に警視庁から25,427人と発表されました。日本では平成10年から平成23年までの14年間、毎年3万人以上が

---

1) 大恐慌前のアメリカやナチス政権前のドイツでは、免責期間の延長があった。日本では当初2年の免責を1970年代に1年に短縮したが、平成11年以降、2年以上に延長が相次いでいる。
2) 平均寿命が主要先進国中第1位を更新し続けるのとは裏腹に、今日の日本の自殺率は高い。アメリカ合衆国の自殺率の2倍に相当し、旧共産圏国家を除けば世界有数の自殺頻発国となった。

自殺、最近は減少傾向にありますが、1日70人が自殺したことになります（図12）。

図12　自殺者数の推移

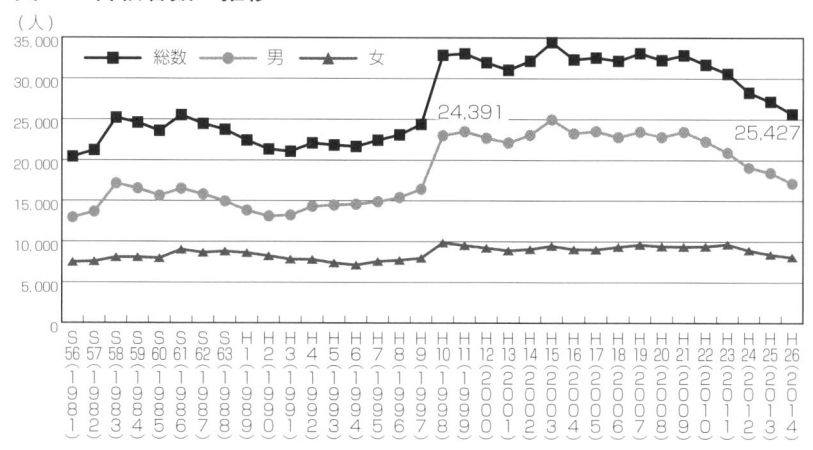

■自殺　その理由

　自殺は、日本人の主要な死因の1つです。主な死因別死亡数の割合（厚生労働省、平成25年人口動態統計）によれば、悪性新生物（28.8％）、心疾患（15.5％）、肺炎（9.7％）、脳血管疾患（9.3％）、老衰（5.5％）、不慮の事故（3.1％）に次いで7番目（2.1％）。

　さらに、平成26年中における自殺の概要資料（警察庁生活安全局生活安全企画課）によると、自殺の原因・動機は「健康問題」の51％が最も多く、次いで「経済・生活問題」の16％、「家庭問題」の14％、「勤務問題」の9％、「男女問題」の3％、「学校問題」の2％の順になっています（図13）。

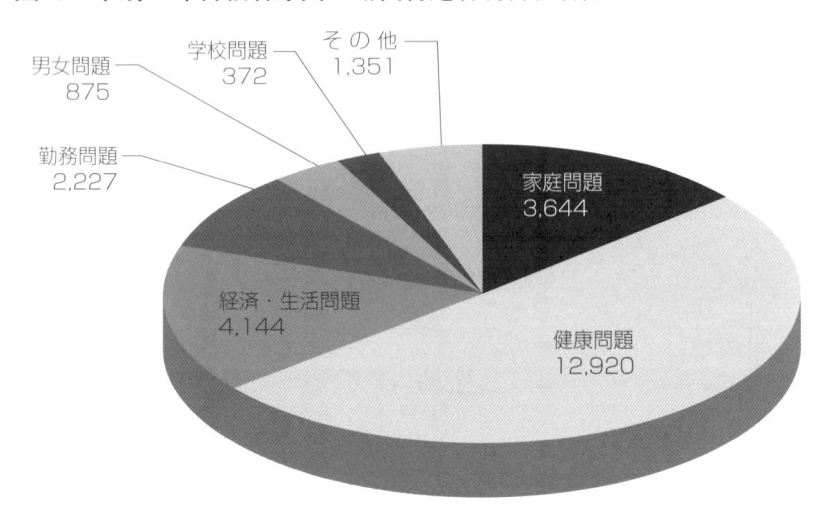

図13　平成22年自殺者原因・動機特定者別自殺者数

男女問題 875
学校問題 372
その他 1,351
勤務問題 2,227
経済・生活問題 4,144
家庭問題 3,644
健康問題 12,920

■病院における自殺と危険因子

　年間3万人前後の自殺が続くなか、病院内での自殺はどうでしょうか。
　平成17年の日本医療機能評価機構による調査では、29％の一般病院（精神科病床なし）で自殺が起こっています。原因および動機の多くは、年間自殺者と同じく「健康問題」が最も多く、さらに自殺者の疾患は「がん」が35％を占めていました。がんが日本人の死因の第1位になり、増加傾向にあることから、本格化する高齢化と併せて、がんを理由とした院内自殺の増加が危惧されます。
　また、がんなどの身体疾患のほかにも、自殺の危険因子として、表4のものが知られています。なかでも自殺と身体疾患の関連は、病気に伴う苦悩、機能障害、精神疾患の場合と、疾患そのものによる場合の双方が危険因子となります。

表4　身体疾患以外の自殺の危険因子

自殺未遂歴	性差（男性＞＞女性）	失業・貧困・経済破綻
精神疾患	年代（中高年＞若年）	性格傾向
身体疾患	喪失体験	治療不遵守
自殺の家族歴	被虐待・外傷体験	自殺報道・情報への暴露

患者安全推進ジャーナル病院内の自殺対策のすすめ方（自殺予防の知識）より

■どのように亡くなっているのか

　3万人弱の年間自殺者の死因は、多くが縊首、高所からの飛び降りの2つです。国内いずれの地域においても縊首が最も多く、関東と近畿では、縊首に次いで飛び降りが、その他の地域ではガスが多くを占めます（人口動態統計に基づいた自殺の特徴に関する分析【厚生労働省】平成22年3月30日より）。

　病院での自殺も、日本医療機能評価機構による調査で、縊首、高所からの飛び降りが2大手段でした。ガスや練炭の使用は院内では難しいため、第1に警戒すべきは縊首と飛び降り、次に医療用薬品等の盗難による薬物死や刃物による自傷です[3]。

3）縊首によって年間1万5千人以上が自殺しているが、著名人や特別な事件以外は報道されない。高層化もあり、高所からの飛び降りは二次被害が発生している。二次被害多発を受け、現在"飛び降り被害者"にも「犯罪被害者給付金制度」が適用される。過去には飛び降り被害者が、ビル管理者に損害賠償を求めた事件も（原告敗訴）。
現在では、都市ガスは一酸化炭素を含まない天然ガスがベースになり、ガス栓を開けただけでは死亡しない。統計のガス自殺の多くは、自動車の排気ガスを車内に導入したことによるもの。警視庁の統計では「排ガス・その他のガス・練炭」と細分化されている。

■自殺予防の実践と限界

日本医療機能評価機構の患者安全推進ジャーナルでは、自殺予防・対応として、3つのステップを挙げています。

① **1次予防（事前予防）**
自殺に至らないようにするアプローチ
安全管理部門とタイアップした病院組織としての対応
　・設備面での危険個所対応（表5）
　・医療従事者向け自殺対策の講習会・教育活動

② **2次予防（危機介入）**
自殺の危険にある者への対応

③ **3次予防（事後対応）**
残念にも発生した後の対応

事務管理者は、①の事前予防と③の事後対応で役割を果たすことになります。

個室トイレのフックを外せば縊首の発生は抑えられますが、通常の使い勝手が悪くなってしまいます。このように設備面の対策は、利便性と矛盾する場合があります。

表5　院内で自殺が多発する場所の種類と対策

種　類	対　策
屋　　上	フェンスを設ける・利用制限・モニター監視
窓ベランダ	フェンス設置・開放可動域の制限・植え込みの整備
空き部屋・倉庫	施錠管理
備　　品	手すり・ドアノブ・フックの形状改変・加重により脱着するカーテンレールの採用
備　　品	薬品保管庫の施錠管理・薬剤そのものの管理 清掃・洗浄用品の管理　危険物（刃物）の管理
病院施設全体	医療・保健・福祉・生活経済に関するサポートの案内 メンタルヘルス・サポートに関する情報提供（掲示・配布）

また、突起物を極力減らしても、ドアノブなどの低い位置の突起に紐をかけ、自殺を試みることは不可能ではありません。常時監視できない入院環境下では、患者さんの突然の自殺を100％防止することは、相当難しい現実があります[4]。Part 2では、施設内で自殺が発生した場合の対応・手続きについて取り上げます。

【参考文献】

『自殺予防』　高橋祥友著（岩波新書）

『自殺のコスト』　雨宮処凛著（太田出版）

患者安全推進ジャーナル「病院内の自殺対策のすすめ方」認定病院患者安全推進協議会

---

[4] 自殺を考えた際、60.4％は誰にも相談せず、残りは友人（17.6％）や家族（13.9％）などに相談しているという（内閣府政策統括官共生社会政策担当自殺対策に関する意識調査）。

11

院内自殺への対応(Part 2)
～発生後の対処～

　現代における「普通の死」とは、すなわち病死・老衰死を指しているため、病苦による自殺は「異状死」とされます。院内で「異状死」である自殺が発生した場合、警察との関係が発生します。
　ここでは、事務責任者として対応に必要な周辺知識に焦点を当てます。

■死の分類と検視

■異状死体
　刑事司法上の検視制度の目的は、「犯罪の嫌疑の有無の発見」および「犯罪捜査の的確かつ迅速な遂行」とされています。このため、老衰死・病死等の自然死を除く不自然な死亡を遂げた死体（不自然な死亡を遂げたと疑われる死体を含む。両者を併せて異状死体）は、すべて警察が把握することになっています。

■届出義務
　医療関係者間で有名な医師法21条のほかにも、軽犯罪法では「自己の占有する場所内に老幼、不具もしくは傷病のため扶助を必要とする者または人の死体もしくは死胎のあることを知りながら、速やかにこれを公務員に申し出なかった者は拘留または科料に処する」とされています。

図14　司法・警察による区分

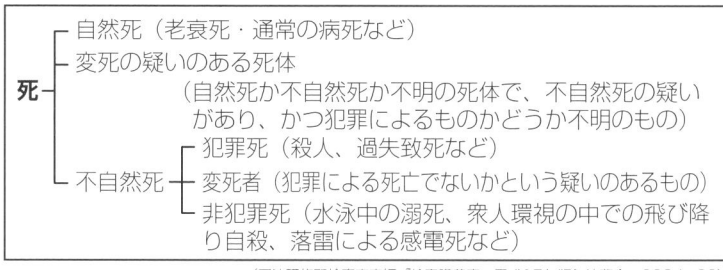

```
       ┌─ 自然死（老衰死・通常の病死など）
       ├─ 変死の疑いのある死体
死 ─┤      （自然死か不自然死か不明の死体で、不自然死の疑い
       │       があり、かつ犯罪によるものかどうか不明のもの）
       │              ┌─ 犯罪死（殺人、過失致死など）
       └─ 不自然死 ─┼─ 変死者（犯罪による死亡でないかという疑いのあるもの）
                      └─ 非犯罪死（水泳中の溺死、衆人環視の中での飛び降
                                   り自殺、落雷による感電死など）
```

(司法研修所検察官室編『検察講義案　平成15年版』法曹会、2004.p22)

■異状死体の分類

　司法・警察は、人の死を図14のように、3つの大きな区分に分類しています。自然死以外の死に対して行うのが検視[1]です。

（1）　検視

　異状死体を扱う検視の取り扱いは、図15のような流れになります。

　自殺死体に対して警察は、早い時点で犯罪死でない「非犯罪死体」の認定をする任務があります。これには死亡が犯罪に起因しないことの「客観的に十分な明確性」を有する証明をしなければなりません。これが、検視を行う理由です。

　検視規則第6条には、検視にあたる司法警察員は、必要に応じ立会い医師の意見等を徴して、以下の事項を綿密に調査しなければならないと規定されています（犯罪に起因するかどうかの判断は医師ではなく、司法・警察である点に注目）。

　　①　変死体の氏名、年齢、住居および性別
　　②　変死体の位置、姿勢並びに創傷その他の変異および特徴
　　③　着衣、携帯品および遺留品
　　④　周囲の地形および事物の状況

---

1) 検視とは、人の死亡が犯罪に起因するものであるかどうかを判断するために、五官の作用により死体の状況を外表から検査する処分のこと

⑤　死亡の推定年月日時および場所
⑥　死因（特に犯罪行為に基因するか否か）
⑦　凶器その他犯罪行為に供した疑のある物件
⑧　自殺の疑がある死体については、自殺の原因および方法、教唆者、ほう助者等の有無並びに遺書があるときはその真偽
⑨　中毒死の疑があるときは、症状、毒物種類および中毒するに至った経緯

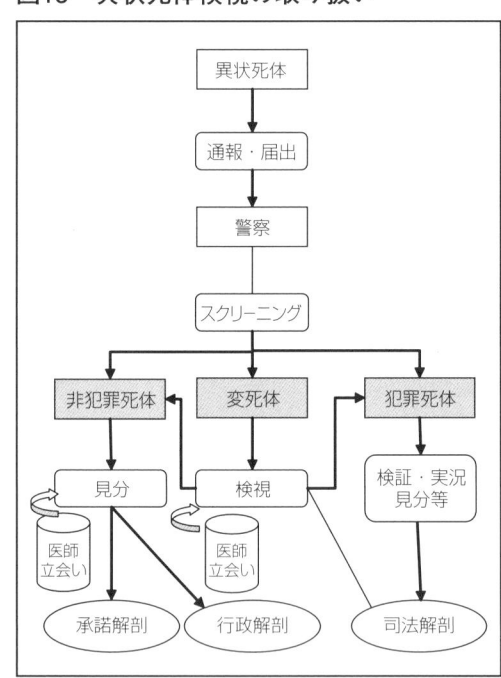

図15　異状死体検視の取り扱い

```
       異状死体
          ↓
       通報・届出
          ↓
         警察
          ↓
      スクリーニング
     ┌────┼────┐
   非犯罪死体  変死体  犯罪死体
     ↓      ↓      ↓
    見分    検視   検証・実況
                    見分等
  (医師    (医師
  立会い)  立会い)
     ↓      ↓      ↓
   承諾解剖 行政解剖 司法解剖
```

（2）　解剖

　検視で死因が確定できない場合は、解剖になります。司法解剖・行政解剖双方とも、遺族の承諾は必要とされません。

> *司法解剖
> 　刑事訴訟法に基づき、検視または検案によって犯罪性があると認められた場合に行う。
> *行政解剖
> 　死体解剖保存法8条に基づき、都道府県知事が設置する監察医が行う。
> 　「監察医を置くべき地域を定める政令（昭和24年12月9日政令第385号）」により、東京23区、大阪市、横浜市、名古屋市および神戸市（京都市、福岡県は廃止。横浜市は平成26年度末廃止）に設置。
> 　監察医制度のない地域では、地域の大学の法医学教室が中心となり、監察医制度に準じた形で解剖が行われているが、遺族の承諾が必要。
> 　近年では2013年4月に「死因・身元調査法」が施行・開始されている。警察署長が監察医制度と同様に、遺族の承諾がなくても死因を調べる必要があると判断すれば解剖ができるようになった。

　ここまでで、司法・警察側の検視制度と、彼らの義務が分かります。では、私たち病院は何をすべきでしょう。

（3）連絡

　事務部または受け持ち医から警察へ連絡し、以降の対応に立ち会い、現場保全や警察対応に同席します。同時に管理師長へ連絡し、看護体制の調整を確認します。担当職員をローテーションから隔離し、日常業務が滞りなく行われることが肝腎です。制服警官が駆けつけるのと同時に、刑事が複数名で到着します。事務方として、必ず担当刑事と名刺交換をします。

（4）現場保存

同室患者や現場周辺の患者、関係のない職員をすべて引き離し、現場を封鎖します。当該部署リスクマネジャー、医療安全管理者と共同で、以下の現場の固定、記録、物品、文書の保管をただちに行います。

① 点滴、CVカテーテル、挿管チューブ、尿道カテーテルなど患者の体につけられているものすべてを廃棄せずにビニール袋に入れる。

② 人工呼吸器、心電図モニターは、そのままにして他の人に使用しないようにする。モニターに保存された記録が重要（メモリーには限界があり、他の患者に転用することで事件発生時の記録が消失してしまうことがある）。

③ 解剖を想定し、挿管チューブははずしてもいいが、その他は一切触れない。縫合やお化粧をしたり綿を詰めたりしない。ガーゼで覆うことは問題ない。

④ 蘇生時の際に、治療に使用した器具、薬剤（空アンプルも）、針、シリンジ、ガーゼ等は、別にして保管する。

⑤ 紙媒体に記録している場合、カルテ、X-P等を必ずコピーし、保管する。

　保管物品などは、自殺死亡の確証が得られるまで廃棄処分しない。

⑥ できればデジタルカメラで現場を撮影。

事情聴取には、順序立ててありのままを話します。職務の性格上、警察の医療者へのヒアリングは厳しい面をのぞかせることもありますが、事務管理者が同席することで、現場職員の負担を和らげることになります。

■検視後の流れ

　近年、患者が独居で身寄りのないケースが多くなっています。死後は縁故者の追跡が難しく、時間的猶予もないため、生前の情報収集が求められます。

①死体検案書

⇩　　自殺の場合、死体検案書があって初めて死亡届が提出できる。

②死亡届

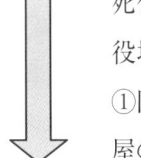

　　　死体検案書 or 死亡診断書とともに、死亡した土地の市町村役場へ
　　　①同居親族、②親族以外の同居者、③家主・地主または土地家屋の管理人、葬儀社社員が代行することも可能。

③火葬許可証

⇩　　火葬の終了と同時に戸籍が抹消。

④埋葬許可証　5年間の保存義務

■法的問題～安全配慮義務と予見可能性

　「自殺させるために入院させたのではない」と、遺族との間にトラブルが発生した場合、管理責任が病院側にどこまであるかが争点となります。患者さんに生前、自殺をほのめかすような言動や行動の記録がある場合、安全配慮義務や予見可能性を指摘される可能性があります[2]。

　一方では、自殺遺族への対応は、病院と鉄道会社やアパート経営な

---

2) 判例では、相当の自殺予見性を施設側が持っていたにもかかわらず、何ら対策を取らなかった場合、施設側にも責があるとしたものがある。自殺が予見され、防止する有効な手立てを取れない場合は、自施設の機能が不足しているため転院を勧めた経緯などを記録しておくことも必要であろう

どでは逆の立場を取っている点も印象的です[3]。

　いずれにせよ、自殺は遺族にも周辺にも大きな負担を遺します。

【参考文献】
『我が国の検死制度―現状と課題』中根憲一、レファレンス　2007.2
『自殺のコスト』雨宮処凛、太田出版

3）鉄道機関では遅延損害金・不動産業界では自殺物件の相場は通常30％は減額されるため、遺族が損失補填を請求されることもあり得るという。

12

自己判断による治療中止

　「○○は自己責任で」と、近年よく言われますが、医療ほど自己責任による選択の影響が重大になる分野はありません。現在の医療では初めて治療を行うにあたり、治療の必要性とその副作用、さらに治療を受けない場合の影響も説明し、本人が理解され納得することが当然とされます。

　しかし、さまざまな医療情報が氾濫し、個人の価値観も多様化した現在、説明を尽くしても、自己判断で治療を中断される患者さんも当然おられます。自己判断で診療を中止した患者さんの予後に対して、病院の責任は問われないと考えたいものですが、本当のところはどうでしょうか？

　もし、のちに患者さんの身体に異常が生じた場合、病院の責任が患者さん本人からだけではなく、周囲の親族などからも問題とされるリスクが発生するのではないかと不安になります。こうしたリスクへの病院の対応について考えてみます。

■もう帰らないと

　初冬のある日、50歳代の男性会社員が胸痛を訴え、予約外で来院された。救急当番の医師によって各種検査が行われ、循環器系の異常が確認されたのは正午過ぎであった。明らかな異常所見を認めた救急当

番の医師は、循環器専門医にすぐさまコンサルトし、心筋梗塞の確定診断になった。循環器専門医は「すぐに入院していただき、治療を行わなければ命にかかわるような状況である」と男性に説明した。

　男性は「会社の業績を左右する重要な商談のために上京した。絶対に午後のアポイントメントをキャンセルできない」との理由から、入院をかたくなに拒まれた。苦痛に顔をゆがめながらも、万が一商談がキャンセルになってしまった場合は、病院に損害賠償を請求すると言って、帰宅を主張した。スタッフは、治療の必要性を訴え必死で説得したが聞き入れられず、最後には自身でモニター端子を外し、帰宅の準備を始めてしまった。困り果てた看護師から相談を受け、事務責任者（私）は免責証書の使用を提案した。

　免責証書とは、患者さんの治療拒否によって予後の不良が発生した場合に、病院と病院スタッフを守ることを目的とした用紙である（別紙3）。用紙は弁護士により事前確認された内容で構成されており、ほかに病状説明用紙とセットにして使用する。病状説明用紙に記載された医療の必要性を説明したにもかかわらず、自己判断で治療の継続を拒否された場合、残念にも予後が悪い場合も、病院とそのスタッフを訴えたりしないという内容である。

　男性には病気の説明、現在の症状、予想される予後、このまま治療をしない場合の危険性などを説明用紙に書き連ね、説明用紙と免責証書双方に署名をいただいた。その後、男性は急いで病院から帰宅されたが、残念なことに、間髪をおかず急変されてしまい、そのまま集中治療室に入院される事態になってしまった。スタッフ全員は引きとめて治療できなかったことをとても残念に思ったが、同時に、急変の責任についても後々トラブルにならないかと心配になった。

別紙3　免責証書

　　　　　　　　　　免　責　証　書

○○病院、ならびに、私_____の治療を担当してくださる医師および関係者の方々へ

私は、診療行為　　　　　　　　　　　　　　　　　について、実施の必要性、実施した場合の危険性ならびに拒否した場合の危険性について、十分な説明を受けました。
そのうえで、私の自由な意思により、上記診療行為を拒否します。この私の決定は、医療に関する自己決定権に基づき保障されています。

私が、上記診療行為を拒否することによって生じるかもしれない、いかなる損害に対しても、医師、病院、ならびに病院職員の方々の責任を問うことはありません。この指示は、私の法定代理人、親族、相続人（遺族）、遺言執行者に対しても拘束力を有します。また、この指示は、この書面の作成後、私が無意識状態に陥っても法的効力が持続します。

日付：　　　　　年　　　　月　　　　日
住所：
患者：　　　　　　　　　　　　印　　生年月日：　　年　　月　　日

住所：
立会証人：　　　　　　　　　　印　　患者との関係：

住所：
立会証人：　　　　　　　　　　印　　患者との関係：

私は、上記患者と話し合ったうえ、その意向を受け入れることにしました。

担当医　　　　　　　　　　　　印　　日付：　　年　　月　　日

担当医　　　　　　　　　　　　印　　日付：　　年　　月　　日

（＊2部作成し、1部は医療機関、もう1部は患者が保管する）

本エピソードを、医療訴訟に精通した平沼直人弁護士（平沼高明法律事務所副所長）に質問しました。

Q　免責署名してもらうことで、責任は文字どおり免じられるのでしょうか？　自己判断を尊重した結果で、病院の責任は問われないと考えたいですが、本当のところは？

A　残念ながら係争になったあと、免責証書により、医療側の責任を問わないとした判例は確認できません。また、免責証書が有利に働いた判例ははっきりしませんが、優位に働くと理解されます。

　今回のケースはさまざまなことを教えてくれますが、以下の事例が参考になると、アドバイスをいただきました。

　1　A（男性）は平成7年12月31日、酒気を帯びて自動車を運転走行中、交差点でスリップして大型トラックに衝突するという事故を起こし、同乗者ともども負傷した。Aは、Y病院に救急車により搬送され、診察を受け、担当のB医師らは、肝臓の損傷を疑ったが、Aは帰宅を希望し、診療を拒否した。その後、Aは警察に事情聴取に赴いたが、そこで倒れ、再びY病院に搬送されたが、死亡した。そこで、Aの遺族であるXらが、Yに対して責務不履行ないし不法行為に基づき損倍賠償を請求した医療過誤訴訟が本訴である。これに対し、Yは、Aに対する診療行為は事務管理であるとして、その費用賠償請求の反訴を提起した。

　本訴において、Xらは、担当医師には①1回目の搬送の際、診察、検査を続行すべき義務（診療等続行義務）、②経過を観察すべき義務（経過観察義務）、③他の適切な病院に転送すべき義務（転医義務）、に違反する過失があると主張し、Yは争った。

　2　本判決は、要旨次のとおり判示して、請求を棄却した。

　すなわち、本判決は、（1）Aの容態、診療内容、Aがレント

第4部　D．説明責任・自己決定に伴うもの

ゲン撮影の際に暴れたこと、点滴を自己抜去してトイレに行ったこと、超音波検査・CT検査を勧めたのに対し、Aが強く拒否したこと、看護婦の制止を振り切って帰宅しようとしたこと、Y病院は警察官に連絡し、ともに診察を受けるように説得したがAは拒否したこと、B医師はAおよびその妻Xに対し「無理強いはできないが、できるだけ早く病院に行ってください」と説明したことなど事実認定したうえ、（2）①B医師は、①Aの状態が診察・検査を続行し、経過を観察すべきであると判断される場合には、Aがこれを拒んだとしても、医療行為を受ける必要性を説明し、適切な医療を受けるよう説得することが必要であるが、必要な説明・説得をしてもなお拒む場合は、患者の意志決定に委ねるべきであって、診療等続行義務・経過観察義務はなく、②経過観察義務に伴う説明義務も尽くしており、③有形力を行使してまでAを転医させるべき義務は認められない。（3）担当医らの医療行為は、Aの同意の下に医療行為を開始していることからして診療契約に基づくものであって、事務管理とはいえない旨判示したものである。（中略）なぜなら、医療行為を受けるか否かの患者の意志決定は、患者の人格権の一内容として尊重されなければならないのであり、最終的に医療行為を行うか否かは、患者の意志決定に委ねるべきだからである。（後略）

損害賠償請求本訴、事務管理費用償還反訴請求事件、札幌地裁平10（ワ）2720号・同11（ワ）1753号、平13．4．29民三部判決【判例時報　1756号】

■免責証書を使用する際のポイント

免責証書の使用の前に

　症状が同じでも患者さんが異なれば、医療者の説明に対する反応も異なるものです。また、患者さんの気持ちもその日、そのときの状況によって大きく変化しています。治療を拒否されたとしても、患者さんの反応によって医療者もアプローチを変化させ、コミュニケーションを取る必要があります。まずは患者さんの話を聞き、それぞれの立場や背景にある考え方の情報を収集し、病院の立場で何ができるかを考えていく場を、事務部門が調整することが必要です。

① 　説明の態度・コミュニケーション

　丁寧なやりとり・コミュニケーションを通して、情報収集に努める。

② 　説明説得

　医学的立場から医師が必要な説明を行い、納得いただけるよう説得をする。

③ 　代案の提示・前向きな提案

　医学的判断のうえで、対応可能な範囲での代案を提示する。

④ 　患者さんの立場に立った対応

それぞれの患者さんの立場を理解しようとする姿勢で話を聞き、同意と共感を示しながら、病院が行える対応を一緒に考える姿勢を示すと同時に、具体的なやりとりをカルテに記載するように促す点が重要。

● 　残念にも同意に至らず、治療を中止する場合には、免責証書を使います。

免責証書を使用するには、

① 　説明部分には病気の内容・現在の症状・治療を中止した場合のリスクを具体的に分かりやすく記載する。

② 　患者さんが、何らかの理由で興奮するなどして署名をしてくれ

ない場合は、カルテに事実関係を具体的かつ詳細に記載する。

③　急変された場合の治療・処置の内容も正確にカルテに記載する。

　もちろん、本来相互理解によって治療を進めることが肝心です。しかし、やむを得ない場合も想定し、免責証書を準備しておくことが、現在では必要だと思われます。

【参考文献】
『判例時報』1756号

13

来院の中止
～異常値の場合～

　患者さんのなかには治療中にもかかわらず、突如来院しなくなってしまう方も存在します。本人の自己決定が第一に尊重される今日、来院しなくなった理由は逐一詮索しきれませんが、あえて推察すれば、診療の自己中止には、いくつかの理由が考えられるでしょう。
　①疾患の自然治癒
　②他施設への受診（受診病院への不信）
　③自己判断

■病院に来る・来ないは患者次第？

　自然治癒が本当であれば問題なしですが、②③はどうでしょう。
　受診した医療機関に不信感を抱く人は多く、厚労省平成23年受療行動調査[1]によれば、3年間でかかったことのある医療機関での不満感をみると、「不満を感じたことがある」は31.5％になっています（図16）。このうち、いずれにも相談・苦情を言うことなく[2]来院を中止する人も相当数、存在すると思われます。これら来院を中止した人々すべて

1）厚労省平成23年受療行動調査「12　医療機関に対する不満感、不満を感じたときの行動」
2）「不満を感じたことがある」者について、相談した相手をみると、「家族・友人・知人」が49.0％で最も多く、次いで、「主治医（担当していた医師）」が40.0％、「医師以外の病院スタッフ（相談窓口を含む）」が23.6％。

第4部 D．説明責任・自己決定に伴うもの

図16　厚労省平成23年受療行動調査「不満を感じたことがある」

- 無回答 7.0%
- 不満を感じたことがある 31.5%
- 不満を感じたことはない 61.5%

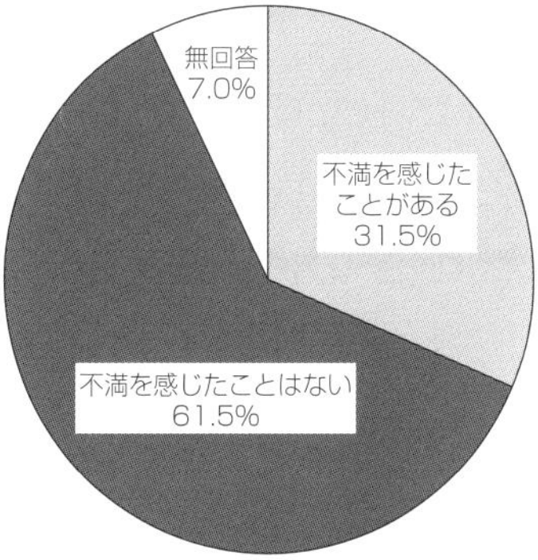

(単位：%)

13 満足度 (1) 全体的な満足度 ①外来患者の全体的な満足度	総数	満足	非常に満足	やや満足	ふつう	不満	やや不満	非常に不満	その他	無回答
待ち時間	100	25.0	10.4	14.6	36.5	25.5	18.6	7.0	0.2	12.7
診察時間	100	33.2	14.3	18.9	44.1	7.8	6.5	1.2	0.1	14.8
医師による診療・治療内容	100	47.3	21.7	25.6	32.6	5.1	4.3	0.8	0.3	14.6
医師との対話	100	49.4	24.2	25.2	30.1	5.8	4.8	1.0	0.2	14.5
医師以外の病院スタッフの対応	100	49.8	23.0	26.8	31.0	4.1	3.2	0.9	0.2	14.8
痛みなどのからだの症状を和らげる対応	100	34.5	14.4	20.1	37.3	5.5	4.5	1.0	4.5	18.2
精神的なケア	100	31.4	14.1	17.3	41.9	5.9	4.7	1.2	3.0	17.7
診察時のプライバシー保護の対応	100	38.4	19.0	19.5	40.4	3.4	2.6	0.8	1.2	16.5
全体	100	50.4	20.9	29.5	31.2	4.3	3.5	0.8	0.3	13.9

に対し、再来院を促す病院は皆無です。

　しかし、受診時に行った検査の結果、異常値が報告された場合はどうでしょうか。

　異常値が報告された患者の受診中止は重大な事態を招き、病院の対応が問われることになります。異常値報告へのフォローは実際、どの程度まで行うべきでしょうか。

■当日結果報告不能なもの

　検体検査の迅速報告は、検査機器の進化によって項目の拡大とスピードアップを実現しています。結果を1時間以内で医師が参照できる環境が整う一方、希少検査項目や生理検査・画像診断等、現在も数日後に結果がレポートされる検査項目も多数存在しています（現在、これらも当日報告する病院も）。

　私の勤務する病院でも、外来患者数は減少傾向にあるものの、外来採血患者数は横ばいです（現在1日平均850人）。このうち、何らかの診察前検査オーダーがある割合は増加傾向で（図17）、現在は外来採血患者の75％が「診察前検査あり」になっています（検査部では、診察前検査としての肝機能や腎機能検査、血算などは60分以内に、腫瘍マーカーやホルモン検査については90分以内に結果を臨床へ報告）。

　このような当日報告可能検査については、異常値の検出後に診察が予約されているため、医師がデータの異常に気づくように検査結果参

図17　当院における診察前検査オーダーの推移

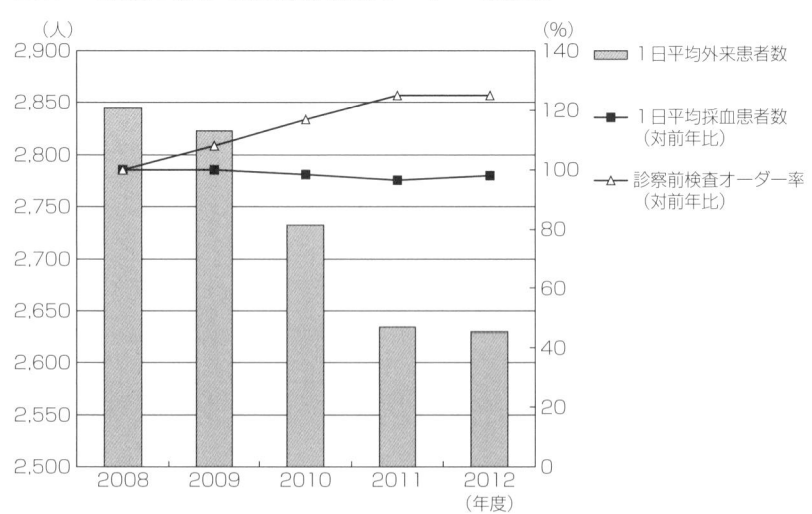

照画面を工夫することで、一次対応が可能です。

　一方で、超音波診断などの生理検査・画像診断などの器質的異常を検出する検査項目については、結果報告は後日になります。異常値報告がされた後の治療の中止は病状の進行に直結します。重大な事態を招きかねないため、これを「患者さん次第」と放置することは、医の倫理的な面からも許されないでしょう。

　検査部門から異常値が報告された場合、私の病院では、表6のように、事務部門から医師への報告を記録することになっています。

表6　医師への報告記録

1．各検査部より、検査結果至急報告書が受領簿とともに事務に届く。 2．受領簿に印を押して検査部に返送。 3．検査結果至急報告書の事務部確認欄に日付を記入し押印する。異常値報告台帳に必要事項を記入しつつ、担当医師の次回診療日を調べ、異常値報告台帳および検査結果至急報告書に記入する。 ＊報告期限付き（3日以内や1週間以内等）の検査結果至急報告書で期限内に次回診察がない場合、各医師のロッカーに配布。	＊報告期限がなくても1週間以上報告が先になる場合は、メールボックスに投函。 外来まわり担当職員に渡して診察日の診察室に配布。 ＊休暇等で長期間、担当医師と連絡が取れない場合は、担当部長にまず内容確認を依頼、指示を仰ぐ。 4．担当医師から戻ってきた検査結果至急報告書は、スキャン担当者がスキャンを行い、タイムスタンプを押印したうえで一定期間保管のうえ廃棄する。 5．医師から来院連絡の指示があった場合は早急に連絡を取る。

■どこまでフォローするか～患者さんへの連絡と記録

　異常値が報告され、次回診察まで日数のある場合、診察を早めるよう患者さんに連絡することになります。最近は若年層を中心に、「連絡先が携帯のみ」の患者さんも増加し、勤務先への連絡は増加せざるを得ないのが現状です。このため、診療申し込み時に勤務先情報を取得

した時点で、勤務先に病院から電話をする場合がある点を確認します。

　私も以前、電話連絡の役割を担当したことがありますが、病院から「予約を早めてほしい」と連絡すると、多くの方は受話器から動揺が伝わってくるくらい、驚かれます。病状について委細を患者さんから質問された場合は返答せず、速やかに次回診察時に医師から説明を受けるよう冷静に伝えます。

■加入保険組合への照会

　患者さん本人と連絡が取れない場合、患者さんが加入されている保険者に対する連絡依頼は、各保険者によって対応がさまざまです。被保険者の共助と健康維持を目的とした結成趣旨からも（個人情報保護も理解できますが）、早期治療のための来院連絡には協力をお願いしたいところです。保険者と病院共同の受診管理について、今後の展開があり得る部分ではないでしょうか。

　受診連絡や異常値報告後の対応は必ず記録します。当院ではスキャナーによって報告用紙を電子カルテに記録する方法を採っています。

　異常値報告への対応は、患者さんの病院への信頼を裏づける大切な一要素です。不十分な対応はその後のトラブルの原因になります。システムとしての対応を、常日頃から確立しなければなりません。

第4部　D．説明責任・自己決定に伴うもの

COLUMN　尿診断と瀉血

　ヨーロッパ中世初頭の医学は東方に大きく遅れをとっていた。古代ギリシャで誕生した医学はむしろアラビアに受け継がれ、ヨーロッパではサレルノなどのわずかな医学校で細々と引き継がれるのみであった。その後、大学が誕生し学位を取った内科医が誕生するが、彼ら内科医は当時診断にあたり、顔色など身体所見を観察したのち、尿診断を行ったという。

　当時としては透明度の高いガラス製ビーカーに採取した尿を入れ、持参した尿色見本の診断表と照らし合わせて、色や濃度などによって診断の根拠とするのが唯一の検査法であった（ゆえに、高価なガラス製ビーカーとそれを運ぶ籠が当時の医師のシンボル）。尿で診断を下すと、治療法は「瀉血」である。読者各位には説明の必要のない治療行為かもしれないが、実施方法は驚くべきもので、内科医は自身では実施せず、刃物の扱いになれた「散髪屋」にこれを行わせたという（理髪店の赤と青の回転灯は、動脈と静脈を表すシンボルであり、当時の名残であるという説も存在）。

　いずれも今日からみると、身の毛もよだつような話である。しかし、来世での救済を約束した教皇庁や教会がなぜ絶大な権力を保ったかを理解するには、病と死が暴虐を振るった中世の現実理解が欠かせない。死は今よりもずっと身近にあり、死への思いは強く人々をとらえ、警句「メメント・モリ（死を忘れるな）」となった。

【参考：河出書房新社　『血みどろの西洋史　狂気の1000年』池上英洋：著】

14

無断離院

■生活様式の変化～カーテンとプライバシー──

　ベテランナースと「病棟の風景で最近、変わったと思うこと」が話題になりました。彼女曰く、最近「ベッド間のカーテンを引く部屋が増えた」としみじみ感じるそうです（日中ベッド間のカーテンを引く・引かないは、病棟や病気によってさまざまな傾向があるそうです）。

　今日入院する患者さんは、核家族化によって青年期から個室生活を送ってきた方が大半です。学生の一時期の寮生活などを除けば、1日中、他人と寝食を共にする生活はほとんど経験がなくなっています。すなわち個室生活は、生活様式として今や必然です。このため、入院と集団生活がストレスになり、プライバシーを確保するために、カーテンを引く方が増えていることがうかがわれます。多床室をパーテーションで個室ユニット化した病床の増加も、「大部屋ストレス」がいかに切実かを示しています。

　病室が日中もカーテンが引かれて"個室化"するなか、同室の患者間のコミュニケーションは希薄になり、ベッドに寝ているか不在かを、カーテンの外からうかがい知ることはできません。

　病院には、見舞客を含めた入院患者の入退室管理を適切に実施し、かつ個人情報を保護することが求められています。しかし、多数の患者さんが来院されるなかで、入院患者の出入りの管理は至難の業です。

第4部　D. 説明責任・自己決定に伴うもの

　病院にとって、入院患者の「離院」は以前からの問題ですが、患者同士の会話が減少する中[1]、患者の所在把握は難しくなってきています。脱走（離院）によって、捜索に貴重な戦力（スタッフ）が割かれるため、離院ほど病院を混乱させるものはありません[2]。

　困ったことに、いったん離院が発生した場合、家族の反応は「ご迷惑をお掛けしました」から、今日では「貴院が入院を受け入れ、預かったのだから責任を」に変化しつつあります。さらに、いったん離院し

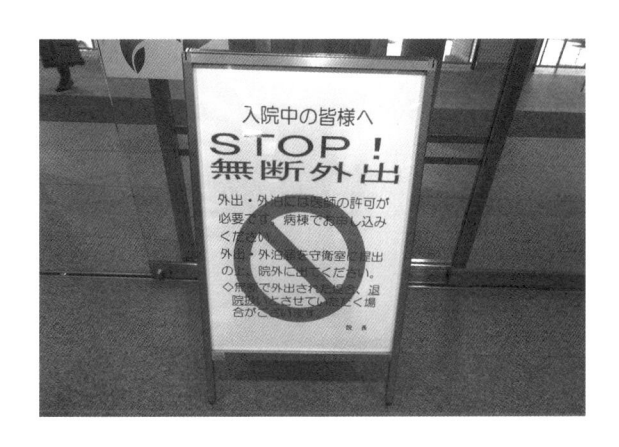

1）近年、会話時間が少なくなっていることは、国民生活時間調査からもうかがえる。

会話・交際時間　行為者率と時間量（国民全体）生活時間調査

	1995年	2000年	2010年
平日	25分	22分	20分
土曜	39分	37分	30分
日曜	45分	43分	34分

NHK放送文科研究所HPより

2）「大脱走」、「パピヨン」、「ショーシャンクの空に」、「アルカトラズからの脱出」など、映画の題材として古今取り上げられるように、"脱走"はロマンを感じさせる行為なのか？　否、脱走は、収容先にダメージを与える行為である。大戦中、連合国は将兵にドイツ軍の捕虜収容所からの脱走を奨励、脱走の専門要員を収容所に送り込み、脱走計画の指揮にあたらせていた。脱走者が出れば捜索に多くの人員が割かれ、敵戦力を削ぐことになるためである。

た場合、都市部では交通網の発達によって簡単に移動できるようになったため、探索は極めて難しくなっています。

残念ながら現在、離院に対して、決定的な解決策は存在しません。したがって、さまざまな事前事後対策によって、予防と対応を行うことになります（図18）。別紙4は、無断離院発生時の当院の対応マニュアルです。

施設外の捜索は病院では限界があるため、警察に協力を求めることになりますから、警察署との事前の相談が欠かせません。

図18　離院対策

入院前	入院前の告知	許可なく離院された場合は「退院となる旨」を通知（入院パンフレット・HPなど）
	連絡先	携帯のほか、なるべく多くの連絡先情報を取得
入院中	警　備	●出入り口の一元化 ●パジャマ姿の外出に対しての声がけ（警備マニュアル化） ●モニター監視（データセーブ・撮影範囲確認）
	離院センサー	各種マットでの離床検知
	治療フロー	ICやパス活用で治療の進行状況を伝える（"先が見えない入院"に対応）
離院後	カルテへの記録	いつ・どこを（訪床し）だれが（離院を見つけ）だれに（報告し）どう（対応したか）を具体的に記録
	警察への脱院届	院内の一定の捜索で発見できない場合

第4部　D．説明責任・自己決定に伴うもの

別紙4　虎の門病院「無断離院発生時」対応マニュアル

Ⅰ．無断離院発生時の対応
　1．院内捜索
　　1）発生時間、状況を確認する（最後に患者を見かけた時間、いないことを認識した時間）。
　　2）看護師や病院スタッフ、守衛室に協力を依頼し捜索をする。病棟師長、主治医、診療科部長に報告する（加えて夜間・休日は、先任当直、日勤・夜勤師長に連絡する）。
　　3）病棟師長は状況により医事課長、医療安全管理者へ無断離院者の発生を報告する。医療安全管理者、医事課長は状況により医療の質・安全推進委員長、調査委員長へ報告を行う。
　2．家族への連絡
　　1）一定時間（いないことを認識した時点から1時間～2時間程度）、院内および病院周辺を捜索して発見できない場合は、診療科部長の指揮のもと、主治医が家族への連絡を行う（夜間・休日の先任当直は、主治医と連携して状況を把握しておく）。
　3．警察への届出
　　1）基本的には家族と相談の上、警察へ110通報により「脱院者手配」を要請する。ただし、家族不在ならびに連絡不能の場合は、家族との連絡を待たずに「脱院者手配」を行う。
　　　　病院は、家族からの届出の同意が得られない場合であっても、必要に応じ警察へ「脱院者手配」の要請を行うことができる。医事課は、診療科部長の指示により警察への届出を行う（夜間・休日は、救急事務室から届出を行う）。
　　2）自身を傷つけ、または他人に害を及ぼすおそれのあるものが無断で退去し、その行方が不明になったとき、その他緊急の場合は、主治医の判断で警察への届出を行ってもよい。
Ⅱ．警察への届出後の対応
　1．捜索願について
　　1）捜索願の届出は、原則として家族からの届出となる。身寄りのない患者や家族に連絡がとれない場合等は、病院から捜索願を届ける場合もある。
　　※「捜索願」＝全国手配され、永年にわたり捜索され、解除には手続きを要す。
　2．退院扱いについて
　　1）無断離院の発生が認識された時点より48時間経過しても患者を発見できない場合は、診療科部長の指示により退院扱いとする。退院後に発見された場合で、当院への通院・入院を希望する場合は診療を継続することができる。
＊「脱院者手配」をはじめ、警察の対応は所轄警察署によって異なる可能性があります。各所在管轄の警察生活安全課などに適宜相談できるような関係構築が必要です。

無断離院発生時の対応フロー

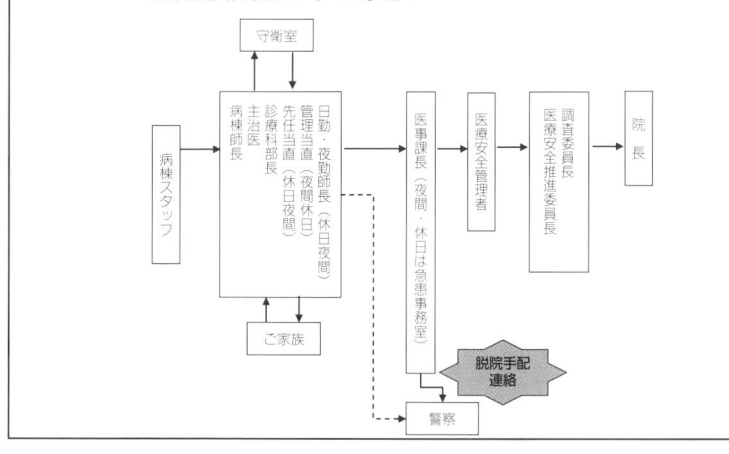

病棟スタッフ → 病棟師長 → 主治医／診療科部長／先任当直（夜間休日）／管理当直（夜間休日）／日勤・夜勤師長 → 医事課長（夜間・休日は救急事務室）→ 医療安全管理者 → 医療安全推進委員長／調査委員長 → 院長

守衛室、ご家族、警察（脱院手配連絡）

具体的事例

　70歳代男性。アルツハイマー症候群。なんとか自立歩行が可能な状態。

　入院３日目に売店に行くと言って離院。担当看護師は守衛とともに病棟・院内各所を捜索したが、発見できず。警察にも連絡。師長は自宅を訪問し、夜中まで周囲を捜索しつづけるも発見できず。結局、深夜に親戚宅近くを歩く姿を警察官に職務質問され、発見された。発見できるまで、家族から「何かあった場合の責任をとれるのか」と詰問された。幸いケガ等はなかったが、ケガ等を負った場合、損害賠償うんぬんといった展開も予想された。

　病棟では離院リスクを抱えた患者には、一層の監視体制をとる必要性が認識された。

■新技術と自己責任

新技術を利用した新たな関知システムも、いろいろと登場しています。
- 非接触ICチップ……入院患者のリストバンドや職員が持つ既存のICカードなどに、シール状の非接触ICチップを貼付し、利用者に合ったさまざまな形態の認証を実現。
- 徘徊患者監視システム……対象者が設定した場所を通過すると、携帯している発信器から電波を受診して、看護師が携帯しているポケットベルと看護室内・医事課・防災センターの表示盤へ表示。

しかし、最新システムを導入しても、対応人員のマンパワーやコスト・病棟の構造といった限界があります。最終的に患者さん自らの意思で監視をかいくぐって離院した場合、完全な抑止は、収監施設でな

い病院には困難です。

　患者さんに自己判断能力がある場合は、離院した場合の病院の規則と、離院後は自己責任になる点をはっきりと事前通知し、「無制限の病院責任論」には歯止めをかけなければなりません。

　一方、自己判断能力が十分でない場合には、最善の注意を払いつつ、実施した予防・処置を確実に記録することが重要です。どっちつかずのあいまいな対応や場当たり的な対応が、家族との二次トラブルの原因となります。

　プライバシーを求めれば求めるほど、プライバシーの敵ともいえる監視カメラが増える現象に、個と社会のあり方に悩む現代社会の矛盾をみる気がします。

15

完全禁煙考

　高度経済成長期、会社員は皆たばこをくわえ、事務所はもうもうたる白煙に霞んでいました。それもそのはず、成人男子の喫煙率は昭和40年時点で80％を超えていたのですから。いまやドラマの喫煙シーンには即批判が集中する、たばこと喫煙者双方にとって受難の時代です。包装の30％以上の部分に「健康に悪い」と表示が義務づけられながら、価格の6割もの税負担によって、年間2兆円を超える税収入をもたらしているたばこは、本当に不思議な商品です。

　2010年2月25日、厚労省が公共の場における建物内の全面禁煙を通知した結果、公共機関で喫煙できるところは皆無になり、喫煙者は狭い喫煙室に押し込められました。病院は敷地内全面禁煙になり、どこの病院でもよく目にするのは、病院敷地に隣接する喫煙が黙認されるエリアで、愛煙家たちが小さなコミュニケーションを営む風景です。

　健康志向の高まりや、たばこ増税による値上げによって、喫煙者が減っている感はありますが、実態はどうでしょう？　平成26年現在の成人男性の平均喫煙率は30.3％[1]と、昭和41年ピーク時の83.7％から、48年間で半分以下となっています（女性は18.0％から9.8％）。

　したがって、いまだ3割前後の方が喫煙する今日、全面禁煙をうたう病院も、現実には「3割の喫煙者」を困惑しつつ迎え入れているこ

1）このうち喫煙率が最も高い年代は40歳代で41％

とになります。

■特定防火対象物と置きたばこ

　全面禁煙は、受動喫煙防止を目的に強化されてきました。「神奈川県公共的施設における受動喫煙防止条例」(平成22年4月施行)では、病院をはじめ劇場・百貨店・公衆浴場など「公共的施設」に禁煙を義務化、反対の大きかったホテル・旅館・飲食業も第二種施設として禁煙・分煙が義務化されています。この条例により、施設管理者には「管理する喫煙禁止区域で喫煙者を発見したときは、ただちに喫煙を中止するか、喫煙禁止区域から退出するよう求めなければならない」とした"喫煙の中止等の求め"が課されました。

　このように、今日禁煙の目的は、受動喫煙防止に注目が集まっています。しかし、病院における最大の喫煙リスク、それは火災です。

　病院には患者さん・職員の安全を守る最優先の責務がありますが、人命に直結する「火災」は、致命的損害を与える恐るべきものです(ゆえに病院はホテル・旅館と同様に「特定防火対象物」とされ、常に現行基準に合った消火設備に更新する義務が課されている)。

　火災の原因別出火件数において、たばこは「放火」に次いで危険性が極めて高いとされます(図19)。さらに、たばこによる火災の主な経過別出火状況では、「不適当な場所への放置」いわゆる置きたばこによるものが2,773件(58.4％)と、半数以上を占めています(総務省消防庁「平成24年度版消防白書　災害の現況と課題」)[2]。

---

2) 置きたばこの危険を減らすため、置いておくと自然に火が消える「低延燃性たばこ」の導入の検討会を総務省消防庁が立ち上げたが、価格高騰の懸念や喫煙者らの賛否も割れる。

図19 主な出火原因別の出火件数（平成23年中）

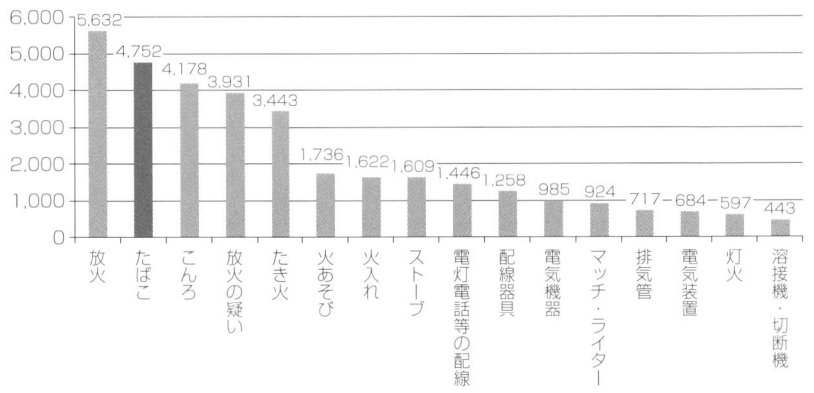

放火	5,632
たばこ	4,752
こんろ	4,178
放火の疑い	3,931
たき火	3,443
火あそび	1,736
火入れ	1,622
ストーブ	1,609
電灯電話等の配線	1,446
配線器具	1,258
電気機器	985
マッチ・ライター	924
排気管	717
電気装置	684
灯火	597
溶接機・切断機	443

総務省消防庁「平成24年度版消防白書 災害の現況と課題」より作成

■退院できない場合〜誓約書

　敷地内で喫煙を発見した場合の対応は、病院によりさまざまです。私の勤務する病院では、入院患者の敷地内喫煙を発見した場合、即日退院措置を定めていますが、即日退院には反発も多いため、入院パンフレットをはじめ、さまざまな媒体で入院前から周知に努めています。それでも入院中に隠れて喫煙する患者さんは、あとを絶ちません。

　喫煙を発見したにもかかわらず、即日退院にできない最多の理由は病状です。退院によって著しい病勢の進行や生命の危険が予想される場合、入院を継続せざるを得ません（私の勤務する病院では、やむを得ず入院を継続せざるを得ない場合、確認として「誓約書」を提出していただいている（図20））。

■反作用に注意が必要

　完全禁煙が今後も推進されることは、疑うべくもありません。一方で、たばこの依存性から、入院のような完全禁煙下の集団生活では、

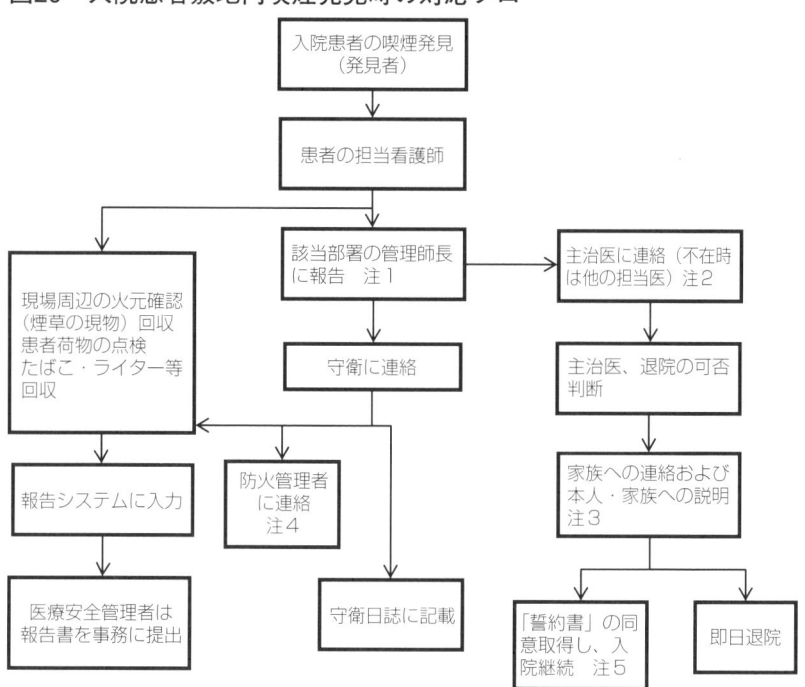

第4部　D．説明責任・自己決定に伴うもの

図20　入院患者敷地内喫煙発見時の対応フロー

```
                    ┌─────────────────┐
                    │入院患者の喫煙発見│
                    │   （発見者）    │
                    └────────┬────────┘
                             │
                    ┌────────▼────────┐
                    │患者の担当看護師 │
                    └────────┬────────┘
                             │
         ┌───────────────────┼───────────────────┐
         │                   │                   │
         │          ┌────────▼────────┐  ┌───────▼────────┐
         │          │該当部署の管理師長│  │主治医に連絡（不在時│
         │          │に報告　注1      │  │は他の担当医）注2  │
         │          └────────┬────────┘  └───────┬────────┘
┌────────▼────────┐          │                   │
│現場周辺の火元確認│          │          ┌───────▼────────┐
│（煙草の現物）回収│          │          │主治医、退院の可否│
│患者荷物の点検   │          │          │判断             │
│たばこ・ライター等│ ┌────────▼────────┐└───────┬────────┘
│回収             │ │守衛に連絡       │        │
└────────┬────────┘ └────────┬────────┘┌───────▼────────┐
         │                   │         │家族への連絡および│
         │                   │         │本人・家族への説明│
         │          ┌────────▼────────┐│注3              │
         │          │防火管理者       │└───────┬────────┘
┌────────▼────────┐│に連絡           │        │
│報告システムに入力││注4              │   ┌────┴────┐
└────────┬────────┘└────────┬────────┘   │         │
         │                   │    ┌───────▼──┐ ┌────▼────┐
┌────────▼────────┐          │    │「誓約書」の│ │即日退院 │
│医療安全管理者は │          │    │同意取得し、│ │         │
│報告書を事務に提出│ ┌───────▼────┐│入院継続 注5│ │         │
└─────────────────┘ │守衛日誌に記載││           │ │         │
                    └────────────┘└───────────┘ └─────────┘
```

注1：夜間は夜勤師長に報告
注2：夜間は正当直に連絡
注3：患者本人了承のもと、医師、看護師、守衛等、病院側は必ず複数で立ち会うこと
注4：必要時は施設部門へ連絡
注5：入院患者が敷地内喫煙をした場合は原則即日退院とするが、病状等の理由によりやむを得ず入院を継続する場合は必ず「誓約書」の記入が必要　⇒　グループウェア「患者向け説明文書」内にあり

隠れたばこの危険が常に発生します。禁酒法時代のアメリカよろしく、完璧を目指す反作用に、病院管理者は脅かされ続けます。たばこと絶縁する難しさは、15世紀来のたばこと人間の歩みが示しています。くしくも、日本たばこ産業は2013年12月12日、電気式の無煙たばこを売り出しました。電気で加熱し、発生する蒸気に含まれるニコチンと香りを吸う商品ですが、（もちろん、たばこであることには変わりない）嗜好品であるたばこの強い依存性を感じます。

　禁煙外来や治療薬の著しい進化にもかかわらず、病院管理者は、今

すぐたばこへの警戒を解くわけにはいきません。乾燥がピークになる冬こそ、あらためて喫煙対策を見直す時期ではないでしょうか。

COLUMN　たばこと人間

　15世紀終わりにアメリカ大陸に達したコロンブスたちが、カリブ海の人々が植物の葉を乾燥させ巻いて吸っているのを目の当りにしたのが、たばこと世界の遭遇であった。

　たばこはナス科のたばこの葉を乾燥加工したもので、当初ヨーロッパでは頭痛・歯痛や疫病に効果があると信じられていた。ご存じのとおり、葉には大量のニコチンを含み、ニコチンは硫酸ニコチンとして抽出されると農業用殺虫剤として用いられる。

　16世紀にはたばこの栽培は世界規模に広がり、日本には天正年間（安土桃山時代）にいわゆる「南蛮貿易」によってスペインもしくはポルトガルから伝来したとされるが、当時は薬として扱われた。

　禁煙の歩みも伝来直後から始まり、早くも江戸時代初めには立て続けに禁煙令が幕府から発せられ、1609年には江戸場内でたばこを吸うことの禁令が出されているという。もちろん、当時禁煙令が発布された第一の理由は健康上の理由ではなく、今回のテーマ同様、火災への恐れからであった。たび重なる禁煙令は、それが有効に働かなかったことを示す。喫煙の広まりにより、現金収入を得られて実入りのよい「たばこ」を栽培する農家が増加。年貢米の確保に不安を覚えた幕府は、農家による「たばこ」の栽培も禁じた。しかし、たび重なる禁令にもかかわらず、寛永期には「たばこ」に課税して収入を得る藩も現れ、「たばこ」の耕作は日本各地へ広まり、新たな禁令は出されなくなった。明治に入り紆余曲折を経て、主に税収確保の面から専売化され、今日に至っている。

　酒・たばこといった嗜好品と税との関係は、歴史において不断のようである。

【参考】
JTウェブサイト・たばこワールド
総務省消防庁　平成24年度版消防白書
新潮選書『麻薬とは何か』佐藤哲彦、清野栄一、吉永嘉明

16

未成年者の同意～いくつからが大人？

　広辞苑によれば、成人とは「成年に達すること。また、その人。おとな。現在、日本では男女とも満20歳以上をいう」とされています。現実には、実生活上の年齢基準は個別法によりばらばらで、統一されていません（表7）。ここでは、未成年者を対象とした説明と同意について考えます。

　いったい何歳以上の患者について本人の自己決定権を認め、親の同意を不要にできると考えるべきでしょうか。

　検討には、医事紛争・食品安全分野で高名な平沼直人弁護士（平沼

表7　主要国の各種法定年齢

許可年齢	日本	根拠法	イギリス	アメリカ	韓国
選挙権	20歳	公職選挙法	18歳	18歳	19歳
被選挙権衆議院	25歳	公職選挙法	18歳	25歳	25歳
被選挙権参議院	30歳	公職選挙法	21歳	30歳	—
結婚	男性18歳 女性16歳	民法（要親の同意）	16歳	18歳	18歳
義務教育の終了	15歳	教育基本法	16歳	16歳～18歳	15歳
私法上の成人	20歳	民法	18歳	18歳	20歳
たばこ購入	20歳	未成年者喫煙禁止法	18歳	18歳	19歳
ビールワイン飲酒	20歳	未成年者飲酒禁止法	18歳	21歳	19歳
刑事手続き上、少年と扱われなくなる年齢	20歳	刑法	18歳	18歳	20歳

（【主要国の各種法定年齢】より　2008年12月版国立国会図書館調査および立法考査局作成）

高明法律事務所・副所長）のアドバイスを仰ぎつつ行いました。

■未成年者への医療

　今日、成人だけが対象と考えられていたさまざまな治療が、未成年者にまで拡大しています。一方で、治療の前提として「患者の自己決定権に基づく同意」は欠かせなくなりました。ここで「未成年者の場合、患者の自己決定権はどうなるのか」といったテーマに突き当たります。日本医師会では、未成年者の治療にあたっての同意取得を、別紙5のように指摘しています。

別紙5　未成年者に対する同意取得：指摘①

> 　患者が成人で、かつ判断能力がある場合には、同意するのは患者本人である。これに対して、患者が判断能力のない未成年者・高齢者・精神障害者の場合、あるいは患者の正常な判断能力に疑いがある場合には、両親や後見人などの法定代理人、患者の保護・世話にあたり患者の利益を擁護しているしかるべき家族などに対して、病状や治療内容を説明し同意を得ておくべきである。しかし、上記は原則であり、救命救急処置を要し、患者などの同意を得ることが不可能な場合には、同意なしに必要な処置を行うことも許される。なお、判断能力のある未成年者については、診療内容によっては本人の同意だけでもよいが、親権者の同意が不可欠な診療内容もあるので、慎重に対応する必要がある。（日本医師会作成【医師の職業倫理指針】改訂版）

■リプロダクションセンターでの課題

　不治であった病気が、医療の進歩によって治癒するようになりつつあります。医療の目的は健康を取り戻すだけでなく、病気が治った後の生活の質向上も目指す段階に入りました。こうした治療の1つとして、リプロダクション（生殖補助医療）への期待が高まっています。リプロダクションは、そもそも体外受精・胚移植など、不妊治療の手

段として始まりました。

　一方で、白血病や乳がんなどへ行われるがん化学療法、放射線療法などの治療には、将来の妊娠の可能性の低下する副作用が避けられないものがあります。しかし、リプロダクションによって、治療前に精子や受精卵（胚）などを凍結保存しておくことで、治療後に妊娠できなくなる事態を予防できる可能性があります。

　日本癌治療学会においても、まさしく別紙6の指摘がされています。

　当院では昭和62年から体外受精・胚移植を開始してから20年を数え、現在ではこれに加えて顕微授精、胚凍結を行っています。

　一方、血液内科は白血病や悪性リンパ腫から再生不良性貧血、血小板減少症まで幅広い疾患の診断・治療を行っています。なかでも造血幹細胞移植については年間150例を超え、対象者には未成年者も含まれます。こうした状況により、未成年者への配偶子保存の実施とその説明・同意の検討が欠かせない状況です。

別紙6　未成年者に対する同意取得：指摘②

> 　精巣腫瘍や造血器腫瘍などの悪性腫瘍を発症する患者には、未成年者も少なくない。未成年者の中でも性成熟期以前の年齢にある患者または家族が、治療前に配偶子の凍結保存を希望した場合、主治医や生殖医療専門医がどのように対応すべきか、倫理面をはじめとして社会的・心理的な検討は、成人患者の場合に比べて不十分である。（中略）したがって、今後、未成年患者に対しても、配偶子凍結保存の倫理的検討を行っていく必要があると考えられる。特に、インフォームド・コンセントの内容と年齢制限の是非については、多方面の有識者を交えて継続的な討議が必要である。（日本癌治療学会「悪性腫瘍治療前患者の配偶子凍結保存に関する倫理委員会の見解」）

■何歳以上の未成年者を「大人」として扱うべきか──

　医療における成人年齢には、さまざまな考え方があります（表8）。つまり、表8（3）-①で本人が移植の意思を明確にしていても、

表8　成人年齢へのさまざまな考え

(1) 医療における成人年齢
　医療に関して、法的な成年・未成年の区分は20歳の認識でよいのでしょうか。医学的には、"小児"に対する身体的な概念として、15歳程度からを成年として扱うことが多いようです。ちなみに、虎の門病院では、法的な「未成年」の区分を20歳未満としています。
　⇨日本では、20歳未満の人は原則、未成年として扱われます。一部医療機関では18歳としている例も聞き及びますが、20歳が主流です。加えて、未成年で夫婦となった場合は婚姻による成年擬制：民法753条により成年に達したものとみなされ、成人同様の扱いとなります（平沼弁護士）。

(2) 日本医師会の診療情報提供指針
　日本医師会の「診療情報の提供に関する指針」で、診療記録等の開示を求めうる者として「患者に法定代理人がある場合は、法定代理人。ただし、満15歳以上の未成年者については、疾病の内容によっては本人のみの請求を認めることができる」としています。下記がその注釈であり、満15歳以上とした根拠を記しています。

　◆満15歳以上の未成年者については、妊娠中絶等の事案で未成年者と親権者とが対立する場合が生じ、その場合の解決法如何が、諸外国でも問題になっている。欧米では、このような場合には、未成年者の意思を尊重すべきだとの意見が大勢であり、この指針も一応それに従った。なお、満15歳は、代諾養子を定めた民法第797条、遺言能力を定めた民法第961条等が、満15歳以上の未成年者に対して、これらについて行為能力を認めたことを参酌して選んだ年齢である。ちなみに、後者から、満15歳以上の未成年者も、移植のための臓器提供の意思を表明できるとの解釈が導かれている。
　（平成9年10月8日健医発第1329号「臓器の移植に関する法律」の運用に関する指針―ガイドライン―参照）。

(3) 臓器の移植ガイドライン
　では、平成22年7月17日に改正施行された「『臓器の移植に関する法律』の運用に関する指針―ガイドライン―」でも、すべて15歳以上を基準としているのでしょうか。
　実際は、それぞれの条件によって、基準年齢を分けています。
①本人の意思表示の有効性＝15歳
　　◆15歳以上で提供しない意思がある場合の摘出は行わない。
　　◆意思表示を有効なものとして扱う。
　　◆脳死判定に従わない意思がある場合の判定は行わない。（根拠：代諾養子を定めた民法第797条、遺言能力を定めた民法第961条等により）
②虐待を受けた児童への対応＝18歳
　　◆18歳未満で虐待の兆候の有無について確認し、疑いがある場合の摘出は見合わせる。（根拠：児童福祉法→児童とは、満18歳に満たない者）
③遺族家族の承諾における父母の意向＝20歳
　　◆20歳未満の場合は、特に父母それぞれの意向を慎重かつ丁寧に把握する。

（3）-③で親が反対した場合は（法的には遺言の実効性があると解されるとしても）、実際問題としての実施は難しいことになります。

■実際のリプロダクション治療ではどうするべきか？

実際のリプロダクション治療にあたって、本人（15歳）の判断が親の判断と異なる場合を考えましょう。

この場合、本人の判断に従って実施すれば、後々親からの苦情を受けることが予想されます。なぜなら、

① 親権を行う親は、子（である未成年者）の監護および教育をする権利を有し、義務を負うため（民法820条）。

② 学生等の場合、経済的な親への依存度が高いため、診療契約を結ぶうえで親の同意が必要なため。

上記の2つを、親は親の権利・義務と考え、自らの意向を無視した決定を受け入れないためです。このことから、満20歳までは本人の同意を尊重しつつも、事前に取り決めるべき項目として、

◆両親への説明と同意の取得*

◆親への結果の通知

◆本人と両親の判断が異なる場合の対応について確認したうえで、治療を行うことが望ましいでしょう。

＊この場合の親の同意とは、両親の総意をとりまとめたものとして扱う旨も、事前に説明しておくことが大切です。

子供がいくつになっても、親から子供への愛情は注がれ続けます。治療の過程での親へのアプローチは、子供の年齢を斟酌したうえで、細心の対応が求められています。

17 麻薬にかかわる問題

　アーサー・コナン・ドイルによるシャーロック・ホームズシリーズの長編小説の1つ『四つの署名』の中で、あろうことかホームズがコカインを注射し、ワトソンに常用の恐ろしさを注意されるくだりがあります（当時、コカインの害毒は知られていなかった）。

　都内では、毎年3,000人を超える人々が覚せい剤・麻薬などの薬物にかかわる犯罪で検挙（警視庁HP）されています。いずれの医療機関も中毒患者に遭遇する可能性は高く、「麻薬中毒患者が来院したらどうするべきか」はよく取り上げられるテーマです。

　一方で、麻薬の一部は、現在も重要な医薬品として薬価収載されています。麻酔性と習慣性のある麻薬には光と影があり、病院は治療（光）と乱用患者（影）の双方で、麻薬と縁のある業種と言えましょう。なぜ規制されるようになったのか、どのように対応すべきかを考えます。

■麻薬の種類

　WHOの分類(1963年)では依存性薬物を7つに分類しています(表9)。

◆覚せい剤

　麻黄（マオウ）という植物からエフェドリンを抽出した後、化合物として日本で合成され"覚せい剤"となった。日本国内で最も乱用されている薬物。覚醒作用と陶酔感を引き起こすが、使用を続けている

表9　WHOによる依存性薬物の分類

モルヒネ型	モルヒネ・ヘロイン・アヘンなど
バルビタール型	バルビタール系睡眠剤・アルコールなど
コカイン型	コカイン
大麻型	マリファナ・ハシュシュなど
アンフェタミン型	メタンフェミン（覚せい剤）
カート型	東アフリカ産の植物
幻覚剤型	LSD・シンナー・サイロシビンなど

と幻覚や妄想が現れ、大量に摂取すると死に至る。

◆アヘン・モルヒネ・ヘロイン

植物であるけしの「けし坊主」から採取した液汁を凝固させたもの。エジプト原産。中枢神経を抑制するため鎮痛や鎮静効果があり、同時に陶酔感を生じる。アヘンからモルヒネが、さらにモルヒネの化学変換によってヘロインが精製される。

◆コカイン

南米原産。コカの木の葉から抽出・精製される[1]。アメリカでの乱用薬物の中心[2]。陶酔感、多幸感をもたらし、コカイン精神病を引き起こす。

◆大麻

大麻草（麻）の葉や花穂の部分を乾燥させたものが乾燥大麻。乾燥大麻の樹脂を抽出したものが大麻樹脂となる。化学繊維のない時代、日本での大麻は重要な農作物であったため、取締法も他の麻薬とは独立して存在する。乱用目的で不正に栽培する者が後を絶たない。

---

1) 有名な炭酸飲料も1903年まではコカインが含有されていた。
2)「スカーフェイス」1983年アメリカ　監督ブライアン・デ・パルマ　主演アル・パチーノがキューバ移民からコカイン王となり滅亡する姿を描いている。コカインを大量に鼻腔吸入し、多数の銃弾を浴びても抗戦するラストシーンが衝撃的。

◆合成麻薬MDMA（通称名：エクスタシー）

科学的な合成から製造される麻薬の1種。使用すると一時的に陶酔感や幻覚作用があり、乱用を続けると精神錯乱や記憶障害を引き起こす。一見するとラムネに見える。

■覚せい剤は日本から

　日本の薬物乱用の流行は、太平洋戦争後に訪れました。1941年にヒロポン[3]などの商品名で覚せい剤が発売され、戦争中には軍需工場の労働者が徹夜作業を行う際などで服用。戦後大量に民間に放出され、当時の雑誌には通常の薬同様の広告が掲載されています。著名な作家もヒロポン使用を公言しており、むしろ疲労回復の必要悪的な薬として利用されました。大戦直後はこのように覚せい剤の使用自体を問題視することはなく、敗戦社会の混乱を背景に急速に流行したのです。

　朝鮮戦争を背景に一転して昭和29年、集中的な取り締まりが行われ、5万人以上が検挙。当局が国内共産主義勢力封じ込めのため、「覚せい剤の外国から流入阻止」を理由にした結果とされます。その後、覚せい剤は1970年台には再び大都市を中心に全国に広まり、主に暴力団が重点的な捜査の対象となりました。1990年代にはイラン人などの外国人による組織的販売網に捜査対象が移行[4]。ここ数年は検挙者数が年1万5,000人～1万6,000人台で推移し、なお高水準といった状況です。

　覚せい剤は戦後「ヒロポン」、1970年代には「シャブ」（骨までしゃ

3）日本は、中国の阿片戦争（1840年～1842年）まで、麻薬の脅威から隔絶されていた。ヒロポンは大戦中、猫目錠とも呼ばれ、1941年に市販された。坂口安吾や織田作之助も使用していたとされる。

4）麻薬を肛門や膣に隠すスタッファー・飲み込んで隠すスワラーなど、持ち込み方法はさまざま。中国では麻薬所持は死刑も適用され、2010年には2人の日本人死刑囚に刑が執行された。

ぶられても薬をやめることができないの意)、現在は「エス」・「スピード」とライトな感覚で呼ばれていますが、内容は全く同一であり、軽い感覚で使用する風潮が危ぶまれます。

覚せい剤は日本で開発され、国策として戦時下量産された特異な出自から始まり、現在では薬物汚染の中心となって、常軌を逸した犯罪の原因となっている点は紛れもない事実です。

■薬物5法

戦後の薬物乱用に対し、日本では「大麻取締法」(1948年)、「覚せい剤取締法」(1951年)、「麻薬及び向精神薬取締法」(1953年)、「あへん法」(1954年)、「麻薬特例法」(1991年)のいわゆる薬物5法によって対処してきました(表10)。

薬物乱用は刑法犯とは違い、道路交通法違反などと同じカテゴリー

表10　薬物4法と規制対象

公益財団法人麻薬・覚せい剤乱用防止センター「ダメ。ゼッタイ。」HPより一部改変
＊すべて非営利犯の場合。営利犯はさらに厳しい罪状となる。

法律	態様 薬物	輸出入	製造	栽培	譲渡・譲受	所持	使用
覚せい剤取締法	覚せい剤	1年以上	1年以上		10年以下	10年以下	10年以下
	覚せい剤原料（エフェドリンなど）	10年以下	10年以下		7年以下	7年以下	7年以下
麻薬及び向精神薬取締法	ヘロイン	1年以上	1年以上		10年以下	10年以下	10年以下
	その他の麻薬（モルヒネ・コカイン・MDMA等）	1～10年	1～10年		7年以下	7年以下	7年以下
	麻薬原料植物（マジックマッシュルームなど）	1～10年		1～10年	7年以下	7年以下	7年以下
	向精神薬	5年以下	5年以下		譲渡のみ3年以下	譲渡目的のみ3年以下	
あへん法	けし			1～10年			
	けしがら	1～10年			7年以下	7年以下	7年以下
	あへん	1～10年	1～10年		7年以下	7年以下	7年以下
大麻取締法	大麻（マリファナなど）	7年以下		7年以下	5年以下	5年以下	☆

の特別法犯とされます。

■通報は病院次第？

　病院は警察への通報による被疑者からの"報復"をどうしても心配します。

　ご存じのとおり、医師には診療上知り得た患者の秘密を守る「守秘義務」が課されています（刑法第134条）。一方、医師が麻薬中毒患者を発見した場合、都道府県知事には届け出なければなりません（麻薬及び抗精神薬取締法第58の2第1項）。

　このように諸法相乱れるなか、「必要な治療や検査で違法な薬物を検出した場合、通報は正当な行為」との判断が最高裁で示されています【最高裁判決平成17年7月19日・事件は平成15年発生】（正当な行為であり、義務ではない点に注意が必要）。

　本判決後に成立した個人情報保護法との関係は、麻薬及び抗精神薬取締法に通報義務や届出義務の規程があるため、「法令に基づく警察通報である」として問題にならないとされています。しかし、大麻取締法には（表10の☆部分）、自己使用の直接禁止規定が存在せず、「大麻の自己使用は届け出ないことが無難」とした識者の意見もあります[5]。

　すなわち、薬物検査の実施は、治療の必要がある場合、「問題にならない」点は一致していますが、警察への通報について統一された対応義務は存在しません。通報後、尿を警察に提出する場合にも、差押令状を待ってから提出することが安全です。

　個人の嗜好であり「被害者のいない犯罪」とはいえ、病院の公衆衛生上の役割から、届出を行わないリスクも無視できません。

5)「医療訴訟Q&A　医療の法律相談」平沼直人弁護士著　P80

麻薬と人間との関係は、有史前から途絶えたことはありません。実例に遭遇する前に、院内・所轄警察と顧問弁護士と対応を想定しておきましょう[6]。

【参考文献】
『麻薬とは何か「禁断の果実」五千年史』 佐藤哲彦・清野栄一・吉永嘉明【新潮新書】
『〈麻薬〉のすべて』 船山信次【講談社現代新書】
公益財団法人麻薬・覚せい剤乱用防止センター「ダメ。ゼッタイ。」HP

COLUMN　麻薬と戦争とアメリカ

アメリカ南北戦争（1861年～1865年）は、マスケット銃から至近距離で撃ち出される銃弾と、砲弾が飛び交う凄惨な近代戦の様相を呈した。兵士は鎮痛のためモルヒネに依存し、モルヒネ中毒が問題となった。一方で、銃弾の摘出にはコカインが救世主として活用され、のちにコカインの化学構造を参考に開発されたキシロカインなど、合成局所麻酔剤が開発された。レセプトでよく目にする局所麻酔剤「～カイン」は、これらの薬剤の構造がコカインの化学構造に由来することを示す。アメリカと麻薬の関係は、1960年代のLSDとサブカルチャー・ベトナム戦争・コロンビア麻薬戦争からアフガニスタン・メキシコの対麻薬戦争で現在に至っている。

6）覚せい剤の個人使用で初犯の場合、3週間程度の拘留の後に起訴され、懲役1年半から2年・執行猶予3年前後の判決がほぼ一定に下される。

18

確定申告　差額室料の怪

　正月が過ぎ早くも年度末が近づくと、確定申告の時期の到来です。この時期、患者さんからは「差額室料・支払い理由の証明」要望が寄せられます。

　私も一昨年は病を得たので、初めて医療費控除の申告を行いました。国税局のHPから各種申告用紙が作成できるため、手書きの煩雑さはありません。それでも1件ごとに領収書・レシート内容を登録するには、それなりの時間を要します。安価な薬や衛生材料のレシートをコツコツ大量に入力しても、医療費総額から一定額（通常10万円）を差し引いた金額をベースに控除する仕組みのため、実際は少額しか還付されず、いわゆる骨折り損になりました[1]。

　申請者（多くは患者さん）は、「領収書の中でもひときわ高額な差額室料は、控除対象に含めることはできないのか？」と考え、これが病院への証明要望になります。

　差額室料は医療費控除の対象か否か。医事の仕事をされている方は大概、対象外と答えます。

---

1)「居住者が各年において自己または自己と同一生計の親族の医療費を支払った場合に、『控除額＝（医療費の支出額－保険金等により補てんされる金額）－10万円（＊）』
　（＊）　総所得金額等が200万円未満の場合は『総所得金額×5％』の金額、の式で求められる控除額を200万円を限度として総所得金額から控除されるもの」とされる。(2014.3月時点)

■選定療養費

　差額室料は、特定療養費制度施行当初（1984）から設定されました。今日では保険外併用療養費の1つ（選定療養費）として、全国共通価格である診療報酬の調整弁的役割を果たしています。

　設定当初から、差額室料は患者希望によって使用した場合のみ徴収可能とされ、治療上の必要性から使用した場合には徴収してはならない、すなわち病院負担とされてきました。この制度について、国会で行われた別紙7の質問主意書が知られています。

別紙7　特別療養環境室の差額室料に関する質問（一部）

【質問主意書】
「特別療養環境室以外の病室に空床がない場合に、患者側が差額室料の請求に同意しないときには、医療機関はどのような対応をすればよいのか」
（中略）
保険医療機関にとって差額室料は大切な収入源であるということが考えられる。
保険医療機関が、通知に基づいて正しく差額室料の請求をするために、治療上の必要や患者の同意がない場合の差額室料相当分を保険点数の中に正式に組み入れてはどうかと提案する。政府の見解を示されたい。
【答弁書】
「特別環境室に入院するかそれ以外の病室に入院するかは原則として患者の選択によるものであり、各々の患者が望む病室に空床ができるまでの間、入院を見合わせる場合もあると考えられるが、緊急を要し、患者の選択によらず特別環境室へ入院させた場合には、保険医療機関は当該患者から差額室料を徴収することはできず、その病状の経過を観察しつつ、特別療養環境室以外の病床が空床になるのを待って、特別療養環境室から移す等の措置を講ずることになる」
（中略）
入院医療に必要な療養環境の提供については社会保険診療報酬において評価しているところであるが、重症者等療養環境加算の対象となる者等を除けば、特別の療養環境の提供を受けるか否かは原則として患者の選択によるもので

> あることから、その差額室料は全額患者が負担することとしているものであり、当該差額室料相当分を社会保険診療報酬により賄うことは適当ではないと考える。
>
> 　　　　　　　　　平成12年2月21日付参議院議員櫻井充氏の質問主意書

　今日「同意ない差額室料は支払い不要」という知識はメディアで頻繁に発信され、「不当な徴収」は事実上、存在し難いように思われます。しかし、東京都患者の声相談窓口の実績報告（平成24年度）によれば差額室料に関して同窓口に寄せられた苦情は年間357件と、苦情分類の上位5位に必ず挙がる項目の1つです。

　地方厚生局の指導において、差額室料の徴収同意書現物の確認を必ず行うことからも、依然、行政への患者苦情が多いことを裏づけます。

　このように「差額室料」を巡る病院と患者さんの軋轢は継続しています。とはいえ、「差額室料徴収は、本人希望と同意が前提」といった認識が、今日の基準になっています。

■医療費控除における扱い

　医療費控除における差額室料の扱いは選定療養とは異なり、治療や病院都合で支払った差額室料は医療費として認められる内容になっています（表11）。

　表11の説明から、多くの患者さんは「医療費控除では、本人や家族の都合で差額室を利用した場合は控除対象医療費として認められないが、医師の指示や治療の都合で利用した場合は控除の対象」と考えます。

第4部　E．保険制度に伴うもの

表11　医療費控除における差額室料の扱い

> 【照会要旨】
> 　いわゆる差額ベッド料は、医療費控除の対象になりますか。
> 【回答要旨】
> 　入院の対価として支払う部屋代等の費用で医療費控除の対象となるものは、医師等の診療等を受けるため直接必要なもので、かつ、通常必要なものであることが必要です(所得税基本通達73-3)。したがって、自己の都合によりその個室を使用するなどの場合に支払う差額ベッド料については、医療費控除の対象となりません。
> 【関係法令通達】
> 　所得税基本通達73-3
> 　【ホーム＞税について調べる＞質疑応答事例＞所得税目次一覧＞差額ベッド料より】

■両者の矛盾

　医療費控除の対象となる差額室料を整理すれば表12のようになり、控除される差額室料は、理論上は存在しないことになります。

　患者さんにすれば支払った差額料の医療費控除が目的のため、「病状や病院の都合で差額室を利用したと証明してほしい」と、病院にリクエストが寄せられます。

　本人希望で差額室を利用した後に証明の要望を受けた場合、「希望でご利用される旨の同意書をいただいておりますので」と断りますが、大きな金額が控除額から外れることになるため、容易には納得されません。退院後に「同意を撤回する」と返金を迫られることすらあり（お

表12　医療費控除の対象となる室料差額の整理

	厚　労　省	国　税　庁
個人都合	本人負担	医療費控除対象外
治療・病院都合	本来、差額室料は発生しない	医療費控除対象

断りした)、驚かされます。

ネットにはこうした要望に堪えかねた医師の書いたとおぼしき「治療の必要があり、病院都合で個室に入院した」趣旨の診断書例まで掲載されていますが、もちろん軽々にこうした文書を発出するべきではないでしょう。

■療養環境への評価

病状によって差額室を使用した場合、患者請求はできないにもかかわらず、療養環境への評価は重症者等療養環境特別加算・無菌室加算など一部に限られます[2]。

診療報酬では1床あたりの床面積は評価されることはあっても、プライバシーなどそれ以上の療養環境が評価されたことはなく、社会保障費の増大から今後も望みは薄いでしょう。

核家族化による生活の個室化は、入院時だけが例外にはなり得ないため、個室入院志向は強まり続けます。こうした個室需要と病院の収支改善策双方のマッチングによって、今後の病院における個室割合増は必然です。

このような生活の個室化→財政理由による診療報酬制度での療養環境の切り離し→患者負担という流れを背景に成長したのが、保険各社の販売する医療保険ではないでしょうか。

しかし、差額室料を控除申請する際に、支払った医療費を補てんする保険金等の金額がある場合には、支払った医療費の金額からその医療費を補てんする保険金等の金額を差し引くこととされています（所

---

2) 重症者の使用が多いので差額室を返上し、入院基本料加算の届出対象室とするにも、重症者等療養環境特別加算はその名称とはうらはらに1日300点（個室）、150点（2人室）：少なくとも平成12年以降変化なし。

得税法第73条第1項)。

　療養環境費を患者個人と病院の負担で完結させる意図は、前出の質問主意書への答弁書の文末が示しています。結局のところ、差額室は利用者負担であると言えるでしょう。

　差額室を病状理由で利用するケースが増えれば、今後「本人希望による付加価値の高い有料個室」と「病状によって利用する無償個室」を、明確に差別化する傾向が強まるでしょう。

　ちなみに、差額室利用の理由文書を出すわけにもいかず、名刺をお渡ししたこともありますが、その後、税務署から電話をいただいたことはありません。

COLUMN 他人と寝起きを共にする

　倉庫を改装し、レンタルオフィスを装って個人に狭い個室を賃貸する脱法ハウスが問題視されたのは記憶に新しいところだが、脱法ハウスは東京都が全体の90%を占めるそうで、都市における個室問題は深刻である。
　松本清張氏（1909-1992）は推理小説だけでなく、多数の時代小説を遺された。なかに「いびき」という短編がある。小伝馬町の牢獄に入れられた「いびき」のひどい囚人が、いびきを理由に牢名主をはじめ、ほかの囚人たちからのリンチに恐れおののくといった作品。当時の牢屋の恐ろしい環境が、巧みな設定と相まった作品である。さらに「半生の記」という自伝にも、清張氏の父親の不遇の生活ぶりを描くなかで、木賃宿の大部屋に寓居する父に会いに行く場面がある。
　両方の作品に共通するのは「他人と寝起きを共にする苦労」である。読むだけで同室の人間のさまざまな行為だけでなく、存在自体が己の感覚を左右し、ひとときも心が休まらない。
　高度経済成長を迎えるまで、日本では、多くの人々は日々の暮らしのため、生活といえば集団生活であり、個室は高嶺の花であった。松本清張氏は日本人の生活様式の大転換点の前後を体験されただけではなく、貧困な幼少期・青年期から大作家となるまでさまざまな暮らしを体験された。個室生活を送るようになった現代人が、集団生活を余儀なくされたときの苦労を、「以前の生活に戻るのは容易ではない」と表現できたのは、双方の生活を知る氏ならであった。

19

償還　実は下がっている？

　償還の意味は、「返却する：返還する」ですが、投資信託などを除けば今日あまり使われません。「償還」価格が重視される数少ない分野が、特定保険医療材料です。

　平成26年度の診療報酬改定では、消費税対応に注目が集中しました。私は加えて、特定保険医療材料の償還価格改定に注目する必要があると考えます。特定保険医療材料は改定率▲0.05％とされ、影響は軽微といった感がありました。実際に償還分類ごとに改定価格を見ると、全828分類中、引き下げ群と引き上げ群の数はほぼ同一です。

　しかし、個別に比較すると、使用頻度の高い材料群が大きく償還価格を下げています（表13）。「償還価格の改定影響」は、検証の必要がありそうです。

表13　経過措置対象　特定保険医療材料償還価格（一部）

特定保険医療材料名称	2012年4月～14年3月	2014年4月～14年12月	2015年1月～15年3月	2015年4月～	2012年4月vs15年4月比
胆道ステントセット（自動・永久・カバー無）	245,000	246,000	233,000	221,000	90%
人工股関節用材（大腿骨側材・大腿骨ステム（直）・標準型）	507,000	502,000	463,000	424,000	84%
人工肩関節用材（上腕骨側材）	553,000	553,000	521,000	489,000	88%
植込型脳・脊髄電気刺激装置（振戦軽減用）（4極用）	1,470,000	1,460,000	1,350,000	1,240,000	84%
体外ペースメーカー用電極（検査機能付加・アブレーション機能）	371,000	364,000	328,000	292,000	79%
植込型除細動器用カテーテル電極（シングル）	926,000	928,000	878,000	829,000	90%

表14　保険医療材料制度の変遷　(中医協材1-1.平成23年8月24日より一部加工)

年	代表的制度変更
昭和33年	フィルム償還価格を告示（機能別分類）
昭和42年	ダイアライザー保険収載（購入価償還）
昭和43年	ペースメーカー保険収載（購入価償還）
昭和56年	ダイアライザー償還価格を告示（機能別分類）
平成2年	自動縫合器等特定保険医療材料の一部を手技料に包括化
平成4年	ペースメーカーについて銘柄別に償還価格を告示 眼内レンズ保険適用（手技料に包括）
平成5年	中医協建議（以後、本建議に基づき価格設定）
平成6年	人工関節など7品目[2]を償還価格告示（機能別分類）
平成8年	血管造影用ガイドワイヤーなど[3]16品目を償還価格告示（機能別分類）
平成10年	基準材料価格改定における一定幅の見直し
平成12年	**都道府県購入価格制（実購入価格制）の廃止** 保険医療材料専門組織の設置
平成14年～平成22年	基準材料価格改定における一定幅の見直し 既存の保険医療材料価格の適正化。一定の要件を満たす分野の再算定 既存の機能区分について、材料価格改定時に見直しを実施

■保険医療材料制度の変遷

　今回改定までの保険医療材料制度の軌跡は、「品目が多く入れ替わりが激しい[1]」医療材料の管理の難しさをそのまま表しています（表14）。当初保険医療材料は、医療機関における購入価格で償還される

---

1) 特定保険医療材料は約30万種類といわれる（保険収載薬品は1万8千種類）。
2) ※人工関節（膝関節、股関節）、人工心臓弁（機械弁、生体弁）、ディスポーザブル人工心肺、バルーンパンピング用バルーンカテーテル、経皮的冠動脈形成術用カテーテル
3) ※血管造影用ガイドワイヤー、血管造影用シースイントロデューサーセット・ダイレーター、脈管造影用カテーテル、経皮的冠動脈形成術用カテーテル用ガイドワイヤー、膀胱留置用ディスポーザブルカテーテル、人工股関節・人工膝関節用オプション部品、固定用内副子、食道静脈瘤硬化療法用セット、内視鏡的食道静脈瘤結紮セット、体外循環用カニューレ、経皮的冠動脈形成術用カテーテル用ガイディングカテーテル

形がとられていました[4]。

しかし、購入価格で償還されるこの制度は、①病院側にコスト意識が生じにくいこと、②市場価格の形成に競争原理が働きにくいこと、③同一の治療材料でも病院によって償還価格が異なること、等の問題が指摘され続けていました。こうした問題を解決するため、ダイアライザー・ペースメーカーなど、製品数の限られた分類から機能別償還価格化が始まりました。ターニングポイントとなったのは平成5年、バブル崩壊後に提出された中医協建議書です。

建議書では全面的な機能別償還価格化が示され、その後は改定のたびに機能別償還価格分類を拡大、平成12年には都道府県購入価格制（実購入価格制）が廃止されました。以降今次改定まで、改定ごとに基準材料価格は見直しが加えられています。

すなわち、特定保険医療材料のすべてが機能別償還価格化されてから、まだ十数年というわけです。

■償還価格を下げた理由は？

改定ごとに繰り返される価格見直しのなかでも、「再算定」と呼ばれる材料価格の算定方式が、今改定でさらに厳しくなっています。

既存の機能区分に分類される材料は、まず「市場実勢価格加重平均値一定幅方式」によって改定価格が算出されます。この方式は、材料が属する区分すべての既収載品の市場実勢価格、消費税率などを考慮した原則的な改定方式です。

「再算定」は、内外価格差解消のために、市場実勢価格加重平均値

4）私が病院に入職した1990年当時は、購入価請求であったため、マスターを購入価に設定する作業に追われた記憶がある。「1円も差益の出ないこの方法では、安く購入する気力も失せるのでは」と、若輩ながら疑問に感じた記憶がある。

一定幅方式に加えて、別に定める算式（例）により基準材料価格をさらに算定する方式です（表15）。従来は償還価格が、最も類似する材料の外国[5]における国別の価格の相加平均値の1.5倍以上である場合に「再算定」を行い、再算定後の額は、価格改定前の材料価格の75/100を下限とされていました。

今改定では、価格が外国価格の1.5倍以上である場合か、または<u>1.3倍以上であって直近２回の材料価格改定を通じて保険償還価格の下落率が15％以内である場合に再算定を行う</u>と、ルールが厳しくなっています。

表15　基準材料価格の算定・再算定方式

例）　再算定の具体例
ただし、市場実勢価格加重平均値一定幅方式による算定値を超えることはできない。 $$\alpha \times (B \times C / A)$$ 　㋐ 　α　基準材料価格改定前の当該機能区分の基準材料価格　　　10万円 　A：当該機能区分の各銘柄の市場実勢価格の加重平均値　　　　8万円 　B：既存品外国平均価格１　または既存品外国平均価格２　　　6万円 　C：次のいずれかの数値を用いることとする。 　ア　[1.3]当該機能区分に係る市場実勢価格の加重平均値が既存品外国平均価格の1.3倍以上であって直近２回の材料価格改定を通じて保険償還価格の下落率が15％以内であるもの 　イ　[1.5]当該機能区分に係る市場実勢価格の加重平均値が既存品外国平均価格の1.5倍以上であって、アに該当しないもの 　　例）10万円×（6万円×1.3/8万）＝9.75万円　*消費税影響を除く

5）アメリカ合衆国、連合王国（イギリス）、ドイツ、フランスおよびオーストラリア。平成24年３月までに基準材料価格を決定した機能区分についてはオーストラリアを除く。

■さらに下がるので注意が必要

　表15のとおり、再算定ルールの厳格化による価格引き下げの激変緩和として償還価格の一部は2015年4月に向けて、さらに2段階の設定下降となっています。実際に、再算定の影響を受ける材料分類がどの程度発生したかについては、以下の区分とされています。（中医協材1-1参考①平成25年9月25日）

	区分数
直近2回の改定を通じた償還価格の下落率15％以内の機能区分は価格上限1.3倍	50
再算定対象機能区分（価格上限1.5倍）	35
差分（影響を受ける機能区分数）	15

　今回の償還価格改定は、病院に広がりつつある共同購入による実勢価格低下と、再算定ルールの見直し、双方の影響によることは間違いありません。

　償還価格の段階的引き下げに対して、購入価格のタイムリーな見直しが必要です。医療材料には避けられない一定の亡失（破損や滅菌期限切れ）が発生することもあり、価格交渉を怠れば、容易に「逆ザヤ」を招き、十分な「償還」を失うことになります。購買部門と医事部門の情報共有も一層、緊密に行う体制づくりが必要になっています。

20

免許登録

■新年度

　新年度は新たな仲間が加わり、病院も活気づく季節です。しかし、病院にとって春はリスクが重なる時期でもあり、その1つが資格に伴うものです。病院は、各々の有資格者に許された行為で成り立つ専業職の集合体であり、有資格者の監督官庁への登録が求められます。今日の制度までには変遷がありますが（参考：臨床研修の変遷　厚生労働省）、免許と医業実施への制約は厳しくなっています。

　研修医を見てみると、現在、医師国家試験スケジュールでは、新規採用研修医の医籍登録は5月上中旬です。診療上欠かせない保険医登録は、申請に医籍登録済証明書原本が必要なため6月中旬になります。研修医として採用後、医籍および保険医登録が完了するまでの5～6月の2カ月間、研修医の立場は流動的です。

　医師以外のコメディカルにおいても、免許登録が完了していない状態で業務を行ったとして、再発防止指導を受ける事例も報道されています（免許登録状況の把握と医療情報システムへの入力権限が問題であったとされる内容）。

　しかし、現実的には新採用者に対し4月から研修も含めて従業させるためには、電子カルテシステムへのアクセス権限を与えざるを得ません。「免許登録」の問題は、電子化時代を迎え、新しい局面を迎え

ています。施設側では、どのようなコントロールを行う必要があるのでしょうか。

> 臨床研修の変遷
>
> 　臨床研修は、昭和21年の実地修練制度（いわゆるインターン制度）がルーツである。大学医学部卒業後、医師国家試験受験資格を得るための義務として、「卒業後1年以上の診療および公衆に関する実地修練」を行うこととされた（医師国家試験を受ける前に実地修練が行われていた！）。昭和43年には実地修練制度の廃止、臨床研修制度が創設され、大学医学部卒業直後に医師国家試験を受験し、医師免許取得後も2年以上の臨床研修を行うように努めるものとするとされた（努力規定）。平成16年に新医師臨床研修制度によって診療に従事しようとする医師は、2年以上の臨床研修を受けなければならない今日の姿になった。

■空白の数カ月〜どうするか

　整理すれば、医籍登録後→医療行為〇、保険診療×　保険医登録後→医療行為〇、保険診療〇となりますが、さらにそれ以前の合格発表から医籍登録までには2〜3週間のタイムラグがあり、医療行為に関してはリスクが最大です[1]。

　本来、研修医が行うことのできる医行為に、基準があるのでしょうか。厚労省新医師臨床研修制度に関するQ&Aによれば「臨床研修の到達目標を基準に、各研修病院で定めた研修プログラムが実行できる範囲内でそれぞれ基準を設けることとなります。なお、指導医等により安全

1）昔はそもそも医師国家試験の合格発表が4月1日以降であり、発表後に（しかし、医籍登録前から）医療行為を行う例はあったという。

が確認されていれば、研修医の行う医行為については特に制限はありません」(http://www.mhlw.go.jp/topics/bukyoku/isei/rinsyo/qa/byoin.html)。

すなわち、研修医の行う医行為は、各病院に任されています。したがって、研修医の勤務には、各病院における"登録の確実な実行"と"安全のための運用制御"が必要ということになります。

(1) 登録の確実な実行

今一度、登録について確認してみます。

① 医籍登録

医師国家試験合格者が医師として働くためには、医籍(国の医師登録簿)への登録が必要です。医籍への登録をもって医師免許が交付されます(医師法第6条)。保健所への申請後1カ月前後で登録済証明書が届き、正式に医師として認められたことになります(図21)。登録が完了した時点で厚生労働省の医師資格確認サイト上で、医籍への登録年が公表されます[2]。

当サイトは、患者さんからの検索だけでなく、近年の「偽医」対策として病院でも活用されていますが、改姓時などにメンテナンスを行わなければ、古い内容のまま検索されますので注意が必要です。

さらに、勤務開始後も、厚生労働省令で定める2年ごとの12月31日現在における「氏名」、「住所(医業に従事する者については、その場所)」、その他厚生労働省令で定める事項を、当該年の翌年1月15日までに、その住所地の都道府県知事を経由して厚生労働大臣に届け出なければなりません(医師法第6条第3項)。

---

2) 都道府県外への引っ越しや結婚等による氏名変更の際や死亡、失踪の宣告を受けた際については30日以内に保健所または都道府県の保健福祉担当窓口に届出の申請を行う必要がある。

第4部　E．保険制度に伴うもの

図21　国家試験合格後の登録フロー

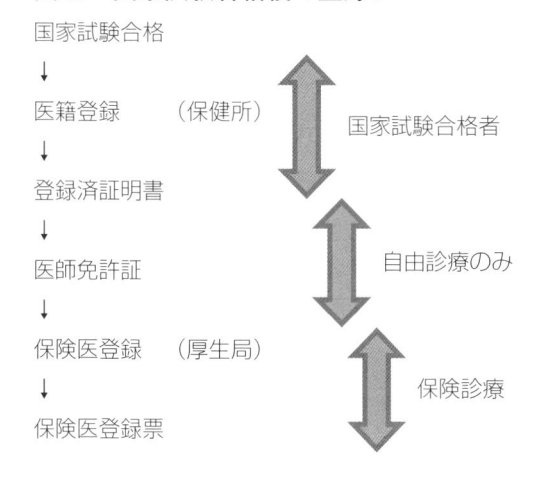

国家試験合格
↓
医籍登録　　（保健所）
↓
登録済証明書
↓
医師免許証
↓
保険医登録　（厚生局）
↓
保険医登録票

国家試験合格者

自由診療のみ

保険診療

② 保険医登録

医籍に登録し、医師免許証を取得すれば診療可能になります。しかし、対象は自由診療に限られ、通常の保険診療を行うためには、医籍登録のあとに保険医登録を行う必要があります（薬剤師も保険薬剤師登録が必要）（表16）。日本では、診療は保険診療と同義ですので、「保険医登録が完了し、指導医による安全が確認されたうえで診療可能」が病院の示すべき基準となるでしょう。

保険医の登録は医師免許証のほか、医籍登録済証明書の写しと各種添付書類の提出が必要となります[3]。さらに、2年間の臨床研修を修了したあとは、修了登録の申請により医籍に登録され、厚生労働大臣より臨床研修修了登録証が交付されます。修了登録自体については任意ですが、修了登録を行わないと、（将来的に）診療所・病院の院長になることはできません（医師法第16条の4）。

---

3) 届出は原則本人が所在地の厚生局に申請を行うが、代理人が委任状を持参し申請することも可能。さらに電子申請・届出システムによる申請も可能であり、申請後は居住地の厚生局より保険医登録票が交付される。

表16　保険医・保険薬剤師の登録申請のフロー

手続名	保険医・保険薬剤師の登録申請
手続き概要	医師、歯科医師または薬剤師が公的医療保険の適用を受ける診療または調剤を行うためには、あらかじめ保険医または保険薬剤師の登録を受けなければなりません。その時に申請する手続きです。
手続き根拠	健康保険法第71条 保険医療機関および保険薬局の指定ならびに保険医および保険薬剤師の登録に関する省令第11条
手続き対象者	保険医または保険薬剤師の登録を受けようとする者
提出時期	保険医または保険薬剤師の登録を受けようとするとき

- 登録している地方厚生（支）局の管轄を越えて異動したとき
- 登録を行った管轄地方厚生（支）局内において都道府県を越えて異動等したとき
- 氏名等に変更があった場合等も届出が必要であり、新任職員については確認が欠かせない

（2）　安全のための運用制御

　手術や侵襲を伴う検査・処置以外に、患者人体に直接影響する治療行為の筆頭は、処方・注射（オーダー）です。私が勤務する病院では「研修医は、保険医登録が完了するまで処方箋の交付を含む保険診療を行ってはならない」として、処方（内服・注射）については登録が完了するまでは禁止しています。

　薬剤部では、登録前の医師の処方ではないかを確認のうえ調剤。医籍登録前の医師が処方を行いたい場合には、上級医師に処方依頼をします。

■薬剤師も

　こうした免許登録前の業務制御についてはコメディカルも同様であり、薬剤部では、薬剤師名簿への登録が完了するまでの期間（免許登録前）は、薬袋の薬剤師欄に印鑑を押すことはありません。有資格者がすべて確認調剤を行い、処方箋ならびに薬袋に、免許を有する薬剤

師が押印しています。煩雑な作業にはなりますが、事故防止と法令順守の観点で、やむを得ないと考えます。

診療が電子カルテとオーダリングに移行した今日、操作者の職制だけでなく資格段階ごとに機能制御できるシステム機能の充実が、医療情報システムには欠かせなくなりつつあります。

現在、日本には国家資格が1,200種類以上存在すると言われます。麻酔医など、診療報酬に関係した資格も多く、有資格者の資格・登録管理は、今後も病院運営上の重要項目の1つです。

COLUMN 医師免許制度

明治維新政府は近代化と国力増強のため、西洋医学の発展を最重要施策の1つにした。このため医学教育者・軍医・地方衛生指導者の育成と医師の大量育成が必要であった。当時の医師への道には、大きく次の4つの門戸があった。

- 「医学生」東京大学医学部本科卒のエリート：御雇い外国人講師（ドイツ人）からドイツ語で教育を受ける、指導的医師育成のための精鋭。
- 「別課医学生」同じく東大で本科医学生から日本語で医学教育を受ける学生。
- 「試験及第医」「医術開業試験（1875年開始）」を突破した合格者。現在の私立大学病院のいくつかは、この試験を受験するための医学予備校が発展したもの。
- 「従来開業医」維新以前から開業していた人々（主に漢方医）：一代限りの医師開業継続が認められた。

このように、日本の近代医師はさまざまな方法で育成された。1883年、医師開業試験規則が導入され、新たに免許を受けようとするものは洋方六科試験合格が必要となった。当時圧倒的多数を占めたのは、漢方医であり、西洋医の数は非常に少なかったため、漢方医からは大きな反対運動が起こった。コレラが全国に広がるなど、医療の大きな目的は公衆衛生にあった時代である。

現在の医師国家試験は戦後1946年、医師実地修練制度に基づき、第1回医師国家試験が行われた。

21 保険証確認　資格関係誤り

　わが国では誰もが、いつ何時も医療を受けられるのは、優れた「公的医療保険制度」の成果であることに疑問の余地はありません。一方で、医療現場の受付では、「今日は持っていない」、「前回提示した」と保険証の提示をしぶる患者さんほど、「保険証の提示がいただけない場合・自費」と告げると、納得しないものです。収入の大半が公的保険経由である病院にとって、"資格喪失後の受診・該当者なし"とレセプトの返戻を受ければ、診療報酬の7割は入金が遅れキャッシュフローを阻害、最悪は未収金になります。

　さらに、2012年4月1日から高額療養費制度が外来診療分に拡大されたことによって、診療報酬に占める保険経由の入金比率は拡大しました（資格関係誤りで返戻されるレセプトは年間233万件、4,964百万円・全レセプトの0.47％を占める。【平成23年度支払基金年報p25】）。

　保険医療機関にとって、正しい保険資格の確認はいわば絶対防衛圏です。返戻され請求しようのないレセプトの蓄積は、病院に負担のしわ寄せを強いる結果になっています。当分の間、保険資格の確認は、未収金と並ぶ事務部門の主要テーマの1つであり続けるでしょう。一方で、保険証を取り巻く状況は、社会の変化とともに大きく変容を遂げています。

■保険者〜統廃合と構成変容

　小泉政権下の平成市町村合併[1]によって市町村国保番号の統廃合が行われ、2010年にはおおむね終了しました。一方の被用者保険は企業合併や倒産により、現在も継続的に年間10％前後が統廃合を続け[2]、保険証内容の変更が頻繁に行われています。

　雇用の変化は保険加入者の構成にも影響を与えています。代表的な変化としては、国保の構成内容です。漠然とですが、「国保加入者は第一次産業と自営業が大半」といったイメージはないでしょうか。

　しかし、非正規雇用の増加によって、国保の加入構成層は大きく変容し、非正規雇用被用者の加入割合を増やしています（表17）。非正規雇用被用者・無職者の増加は、比較的高い国保の保険料負担率[3]も相まって、保険料滞納から無資格化に転落するリスクをうかがわせます。

表17　国保被保険者構成の比較　（参考．国民健康保険中央会ＨＰ）

		平成22年度	昭和36年度
被保険者数		3,549万人	4,511万人
対総人口比		27.5%	47.0%
1世帯あたり被保険者数		1.7人	4.2人
前期高齢者加入率		31.2%	4.8%（老人加入率）
世帯主職業	農林水産業	3.1%	44.7%
	自営業	15.5%	24.2%
	被用者	35.3%	13.9%
	無職者	40.8%	9.4%
	その他	5.2%	7.8%

1) 1999年（平成11年）3月末、市町村数3,232→2006年（平成18年）4月、1,820。
2) 保険者数ごとに俯瞰すると、国保は約1,800（加入者3,900万人）、協会健保1（3,500万人）、組合管掌健保約1,400（3,000万人）、共済組合85（約900万人）、後期高齢者医療制度47（約1,500万人）といった分布。

■オンラインによる請求前資格確認～その効果

　加入者の頻繁な入れ替わりに対応するため、保険者と支払基金はオンラインによる請求前資格確認を活用した資格管理強化を進めています。このシステムは保険者・病院双方のメリットを謳い、平成23年10月から実施されています。

■保険者のメリット

　受給資格に誤りがあるレセプトについて、いったん診療報酬と事務費を支払ってから、数カ月後に精算されることを防ぐことができる[4]。

■保険医療機関および保険薬局のメリット

　患者の被保険者証の資格確認を速やかに行い、再請求することが可能となる。実際の仕組みは電子レセプトを活用したもので、原審査の段階で、保険者に受給資格の確認を行い、資格不備が確認されたレセプトを保険者に請求せず、病院に返戻する仕組みです（図22）。

　保険者にとっては「無資格者医療費の支払いを回避できる」直接メリットがありますが、病院のメリットは「返戻が1カ月早くなる効能」にとどまっています[5]。

■保険者番号辞書

　現在の医事システムは、保険者番号を入力すると自動的に候補となる記号が表示される"入力支援機能"を備えているものが大半です。

3）加入者1人あたりの平均所得は、国保84万円に対し協会けんぽ137万円、対して加入者1人あたりの保険料負担率は、国保9.6％に対し協会けんぽ7.1％、組合健保では4.8％（平成22年度　国民健康保険中央会資料）。
4）資格関係誤りに係る再審査請求件数は、平成22年度の325,476件（1カ月平均）から平成25年では182,675件（3月実績）と半減。
5）もっとも、同システム導入における保険者側システム開発費用は、保険者負担となっている。

第4部　E．保険制度に伴うもの

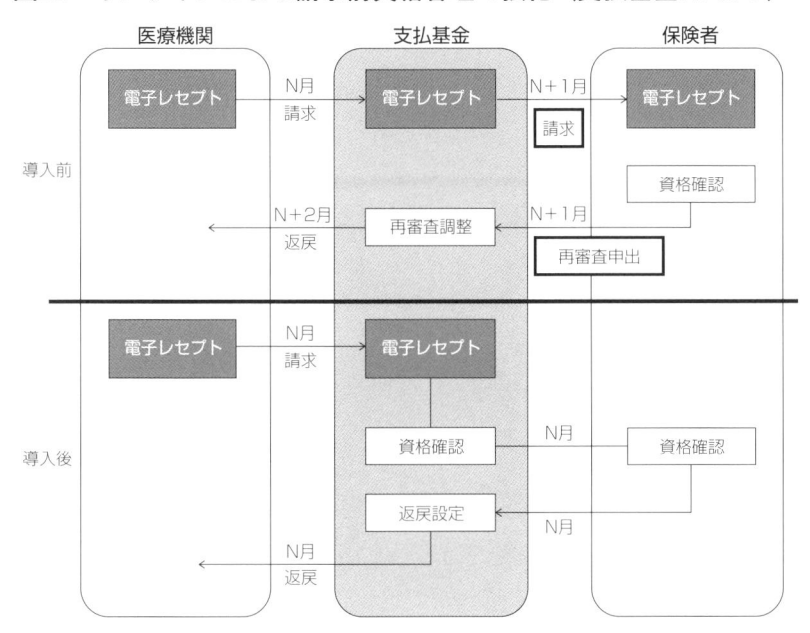

図22　オンラインによる請求前資格管理の強化（支払基金HPより）

こうした入力支援機能用の保険者番号辞書マスターとして、JAHIS『保険者番号辞書』[6]が普及しています。

このJAHIS保険者番号辞書マスターは「①社会保険、市町村国保」についてはすべての保険者番号にわたる記号・所在地・電話番号・異動情報を、「②公費負担医療の実施機関」については、国のすべての公費負担者番号（実施機関コード）を収載しています。さらに、頻繁に行われる保険者の統廃合に伴って、保険者統合や市町村合併による名称、番号、住所の直近の異動情報を取りまとめ、毎年4回の全国版の提供と、年間3回の差分情報の提供を行っています。

6）保健医療福祉情報システム工業会（JAHIS）医事コンピュータ部会が(株)社会保険研究所から「保険者、公費負担者番号・記号表データベース」の提供を受け、各医事システムに取り込みやすい形式に変更したもの。システムベンダーへの提供は有償。

毎年4回の提供が行われる理由は、保険者の異動はほぼ毎年4月に集中しますが、異動情報は4月の実施時期にすべて明らかにされるわけではなく、市町村合併や独法化により、他の月に大きな異動があった場合のためです。

　医事システム内の保険者番号辞書マスターの更新タイミングは、システム導入時の契約に依存します。私は保険者番号辞書マスターの更新、最新化のタイミング確認を行う病院は少ない印象を受けます。

　一方で、保険者番号辞書マスターを利用すると、保険者番号辞書が自動で候補の記号を表示します。このため、受付スタッフが提示された保険証の実物確認をおろそかにしてしまいがちです。さらに、マスターが適時最新化されていなければ古い候補を表示するため、保険証を提示されたにもかかわらず、古い情報を登録するといったミスの原因にもなり得ます。

　したがって、保険者番号辞書を活用する場合、運用の徹底とマスターの最新化が不可欠です。

■「資格のはざま」受診

　離職・転居・入籍など、さまざまな理由で保険証資格は変更されます。資格喪失後、ほとんどすべての人々が他保険に加入しますが、病院にとって最大の課題は「資格のはざま」受診です。前加入保険と現在加入保険のはざまである「無資格期間」に対する受診時チェックこそ、資格喪失後受診対策のポイントです。

　受診時のリアルタイムなオンラインによる資格確認である「マイナンバー法」が、問題解決への決定打として期待されますが、同法は2013年5月にようやく成立し、カード交代は早くとも2016年1月と、インフラ整備には今しばらくの時間がかかりそうです。

COLUMN　オバマケア

　2013年のオバマ大統領は、政府閉鎖やシリア問題で苦境に立たされた。発火点となった医療保険制度改革（オバマケア）の記事を読むにつけ、社会保障制度の在り方は国それぞれだと実感する。かの国は自由診療であり、国民は高額な医療費負担に備え、各自で民間保険に加入する。アメリカの民間保険の展開を俯瞰すると、

　〇大恐慌　ブルークロス（アメリカ病院協会）
　↓安定収入を求める医療提供者側のイニシアティブ
　〇第二次世界大戦中（商業的保険）
　↓労働力不足の中雇用をベースに販売、リスク次第の保険料設定により
　　老人・病人加入難
　〇1965年（メディケア・メディケイド）
　↓貧困者・高齢者の救済を目指すも、医療の高度化により保険料高額化。
　　6人に1人が医療保険に入れない状態に
　〇2010年3月、オバマケア成立（低所得者に補助を行い健康保険加入
　　率向上）

　オバマケア2014年実施への予算案が不成立となり、政府閉鎖が発生した。
　社会保障は国力増強を目的に諸国で産声を上げたが、アメリカでは保険の黎明期に運営主体が加入者の選別を行ったことが特徴であり、蹉跌の原因に見える。一方で、背景には病気のリスクも自助で乗り越えるべきという国民性も一因にあるという意見も。「皆でいれば、なんとかしてくれる」的本邦と対照的である。しかし、病気になれば後者がやはり、ありがたい。

22

施設基準 事後賞罰時代のリスクとプログラムカスタマイズ

　平均在院日数の短縮により、診療報酬請求では施設基準と加算がいっそう重視されています。マネジメント層は、1つでも多くの基準取得と加算を熱望し、医事課はいかに算定するかに余念がありません。
　しかし、現在は同時に事後賞罰時代です。指導・監査による返還リスクに備えるため、施設基準・加算への届出後の自主的な維持管理が重要になりました。

■事後賞罰の強化

　医療は人命を扱う業種ゆえに、あらゆる法規制が行われています。一方で、政府はさまざまな分野で、「規制緩和」に乗り出しています[1]。これらは、すべて自主規制・事後チェック・事後賞罰の考えをベースにしています。
　医療界においても施設基準は、以前の厳格な事前審査から、現在は事後賞罰制に移行しています[2]。「病院が、みずからを律する」、「結果に対する自己責任」が問われる時代となったのです。

1）恒久的に1円起業を可能とした新会社法・経済特区など。
2）2008年に、指導監査管轄は地方厚生局に移管。全国統一の実地調査を強化している。

■病院を急襲する打撃

　指導に伴う返還金は時として、病院に大きな打撃を与えます。施設基準の管理と適正な算定は、病院リスクマネジメントの1つになりました。入院基本料の要件解釈の相違により、億円単位の返還事例も発生しています[3]。

　返還金の規模が大きな場合、次のダメージが発生します。
① 収入減から、医療機器の新規導入や、設備投資への障害となる。
② 「社会保障費をだまし取った」という心象を社会に与え、病院に対する社会での評判（レピュテーション）を大きく損なう。
③ ①と②による、人材確保難や人材流出の発生。
④ 保険者ごとに行う返還作業の事務部門への負担。
⑤ 返還金の恐怖による抑制的な診療（指導本来の目的か？）。

■危険な項目とは

　実際の施設基準・加算において、返還リスクの高い項目とは、どのようなカテゴリーでしょうか。
① 「人」に対する評価で流動性があるもの
② 要件や基準に複雑・曖昧な部分があり、「該当しないこともない」となりがちなもの
③ 毎日、日銭的に自動加算されるため算定件数が多く、漫然と収入されるもの
④ 現場運用を要件どおりに行うことが困難なもの

3）茨城の事例より前にも2006年、神奈川県の医療機関において看護基準解釈の相違による5億円以上の返還が発生。解釈の違いによるもので、事後賞罰の恐ろしさを示している。

■外来迅速検体検査加算

前記①から④の要件を満たす危険な項目の筆頭として、例えば「外来迅速検体検査加算」が挙げられます。紆余曲折の審議を経て生み出された要件は複雑で、実際の運用が難しい項目の1つです。さらに、2010年度診療報酬改定で上限点数が25点から50点に大幅増点され、リスクも倍増しました。

算定条件（当院運用に合わせて略記）
1. 外来患者
2. 当日分として登録されている検体検査オーダーの中に、別紙検査項目（略）のいずれかが含まれている。また、別紙検査項目に該当するすべての項目が迅速、または緊急指示でオーダー登録され、かつ、同日内に結果報告されていること。
3. 当日中に結果を説明する。また、結果を文書により提供すること。
（当院では、結果をプリントアウトしたものを患者さんに渡して説明）

算定条件を満たすために考えられる運用には、それぞれに弱点がありました。

① 条件を満たす場合に、伝票にチェックし算定＝複雑な対象検査項目をそらんじている医師は皆無。結局、算定できない。
② 緊急検査があれば、すべて自動算定＝算定条件を満たしていないオーダーもすべて算定してしまう等、過剰算定となる危険性がある。
③ オーダリングのカスタマイズ＝システム改造のコスト発生。診

療報酬改定で算定ルールが再び変更になった場合、追加コスト発生のリスクを負うことに。

透明性と費用対効果を検証の結果、今回は③を選ぶことになり、仕様を別紙8のように定めました。

別紙8 「外来迅速検体検査加算」の仕様（当時）

オーダリングの仕様
1. 厚生労働大臣が定める検査項目のうち、D000、D002、D005（血沈は除く）、D006、D007、D008、D009、D015の項目を加算の対象とする
2. 加算対象項目のすべてが緊急検査オーダー、または至急指示されている場合に加算処理をする
3. 加算は1項目から5項目までは項目数＊10点、5項目以上はすべて50点
4. 加算対象項目のうち、1項目でも緊急検査オーダー、または至急指示がされていない場合は加算処理をしない
5. 当院の加算対象項目以外に、厚生労働大臣が定める検査項目が1項目でもオーダーがある場合は加算処理をしない
6. 時間外緊急院内検査加算を算定した場合は、外来迅速検体検査加算を算定しない
7. 悪性腫瘍特異物質治療管理料を算定した場合は、D009の項目については外来迅速検体検査加算を算定しない
8. オーダー画面に「外来迅速検体検査加算非算定チェックボックス」を新設し、チェックがある場合は外来迅速検体検査加算を算定しない(例：緊急検査オーダーまたは至急指示をしたが、患者の都合により結果報告書を提供しない、等）

医事システム側
オーダーから発生した「外来迅速検体検査加算」を医事システムで取り込んだ場合、医事側では、その日の検体検査項目を検索し、項目数により加算する点数を自動判断する。
→　1項目＊10点　上限5項目

■実際の作動

算定条件を満たしている場合は、オーダー指示画面上に「算定しますか？」と表示

オーダー指示画面で「診察終了」、「一時終了」をクリックした際に、

当該患者に対して、当日行われた検体検査が算定条件(260ページの１、２) を満たした場合に表示されます（図23）。

図23　オーダー指示画面

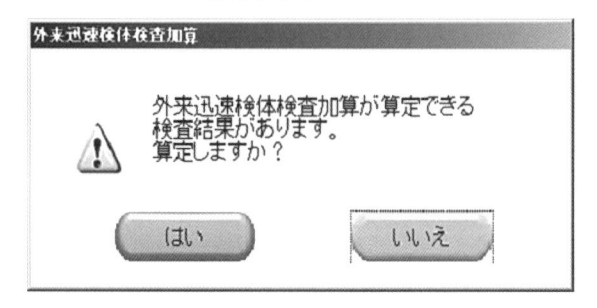

■考察〜自動算定も両刃の剣

「外来迅速検体検査加算」のように、算定要件の複雑な項目には、今回のような条件自動判定の導入が有効な場合もあります。システム変更と医師への周知によって、加算の算定件数は大きな伸びを得ることができ、現在も取り組みを続けています。

しかし、自動算定には、同時にいくつもの危険も内包しています。
① 費用対効果の検証
猫の目のように変わる診療報酬制度において、最低２年間で償却可能な範囲の改造投資であるかどうか（一時期のリハビリテーションのように、改定ごとに算定ルールが変わると、カスタマイズも困難）。

複雑なカスタマイズを行うことは、システム管理費用も増大し、診療報酬改定で再び大きな変更があった場合、さらに個別対応が必要となる場合も。
② 算定要件を精密に再現できるか
算定要件を満たさない症例に対して自動算定を行った場合、「組織

的」と解される危険を伴います。算定要件を再現しきれない中途半端な自動算定は、「見解の相違よりも悪質な行為」とみなされるリスクを秘めているため、極めて危険です。

③　全自動でなく、医療側の裁量で判断する余地があるか

　要件には、しばしば「○○を行った場合に算定できる」、「ただし、△△の場合は算定できない」といったくだりがあります。こうした△△の場合（イレギュラー）を回避できる操作が、ワンステップはいることが安全（本稿では、紙を渡さない場合の図23の「いいえ」ボタン）です。

④　改造仕様の散逸

　カスタマイズ仕様をよく知る担当者の異動によって、算定仕様を変更していることすら忘れられてしまうことがあります。これは大量の過剰算定や算定もれの原因になるため、マネジメント部門はカスタマイズの仕様を同一部署で管理し、正確に引き継ぎが行われるよう指導する必要があります。

　電子レセプト時代に対応したシンプルな診療報酬体系が望まれますが、現実は複雑になるばかりです。「総論賛成・各論反対」的なわが国特有の診療報酬点数表に由来するリスクは、そこかしこに潜んでいます。

　点数表と現場運用双方に長けた医事職員の育成が、こうしたリスクへの処方箋です。

　そして最後は、マネジメント層のモラルこそが問われます。

23 新旧病名と係数

■保険診療係数

　医学の進歩とともに、病名は増え続けています。MEDIS標準傷病名マスターの総数は、この10年間で13,943語から23,523語、MEDIS索引テーブル上での同義語・類義語に至っては、69,754語から94,107語に増加しています[1]（平成23年10月時点）。

　ご存じのとおり、DPC／PDPSでは7項目からなる機能評価係数Ⅱが設定されていますが、なかでも「保険診療係数」（旧：データ提出係数）によって、病名の精度が収益に影響するようになりました（表18）。

　保険診療係数においては表18のNo.3のとおり、病名が標準傷病名コードで適切にメンテナンスを施されていない施設は、「係数減」と

表18　保険診療係数

No	項　目
1	傷病名欄における「部位不明・詳細不明」のICDコードの使用割合「20％」以上
2	DPCデータの様式間の記載矛盾「1％」以上
3	レセプトにおける「未コード化傷病名」の使用割合「20％」以上

1）ICD10対応標準傷病名マスター作成10周年記念シンポジウムスライドより。

第4部　E．保険制度に伴うもの

表19　傷病名マスター　近年の整備状況

旧傷病名コード	廃止傷病名
5742003	胆石症
2959006	精神分裂病
8837545	痴呆
2521001	上皮小体機能低下症
8835606	尋常性いぼ

移行先コード	移行先傷病名
8837169	胆のう結石症
8841702	統合失調症
8842618	認知症
8844593	副甲状腺機能低下症
0781015	尋常性疣贅

いうペナルティーを課されます。「診療情報管理士が適切に管理している」と自負する施設が多いと思われますが、それでも油断は禁物です。理由は少々複雑なため、箇条書きしてみます。

① 標準傷病名マスター[2]は新規・移行・中止など、年4回の定期的な更新が行われる（表19）。

② 自施設の病名マスターを、標準傷病名マスターの更新に合わせて適切にメンテナンスをする必要がある。

③ なぜなら、以前に旧病名が登録された患者が再び受診した場合、レセ電上の傷病名コード対応が必要になるため。

④ 旧病名のままレセ電出力された場合、「テキスト病名」と支払機関に認識される。

⑤ 未コード化傷病名が多い場合、保険診療係数に影響→係数で不利益を被る。

病名メンテナンスの成否は、このように保険請求（レセ電）と不可分の状況になっているため、疾病管理と保険請求双方への配慮が求められています。

年4回更新される標準傷病名マスター。病院システムのメンテナンスは、どのような対応が適切なのでしょうか。

2）ICD対応標準病名マスター　1999年4月に第1版が公開。2006年6月からはレセ電算用傷病名マスターと連携。

■病名マスターメンテナンス

　病名マスターのメンテナンス作業自体は、複雑なものではありません。システムベンダーが標準マスター更新後にリリースする病名マスター更新ツールを利用し、メンテナンスする病院が大半だと思われます。標準傷病名マスター上廃止される病名も、廃止病名が登録されている受診中の患者さんが存在するため、同時に病院側マスターを中止することはできません。かといって、廃止病名マスター本体のレセ電算コードだけを対応する病名に修正して対応するだけでは、医師は今までどおり、その廃止病名を電子カルテにて登録できてしまいます。

　したがって、電子カルテオーダー側検索マスターから廃止となった病名の検索キーを削除し、以降、その廃止対象病名を新たに使用することができないようにする対応が必要です[3]。

■問題はやはり旧病名の扱いか

　難題は、旧病名が登録された患者さんが標準病名更新後、再び受診した場合の対応です。旧病名を放置すればレセ電算上、テキスト病名率が高まり、審査機関から「コード化推進のお願い」が来る可能性があります（図24）。

3）頻用病名画面などを使用している場合、画面からも消す必要がある。

第4部　E．保険制度に伴うもの

図24　病名更新とレセ電の対応

```
|標準傷病名マスターがA→Bになった場合|
メンテナンスしない場合
    カルテA→A ───▶ レセ電Aのまま ───▶ 「テキスト病名」と認識される
何らかの対応
 ①カルテA→B ───▶ レセ電Bに ───▶ カルテ病名を入力更新
 ②カルテA→B ───▶ レセ電Bに ───▶ カルテ病名をBに一括置換
 ③カルテA→A ───▶ レセ電Bに ───▶ マスター更新によりレセ電だけBに
 ④カルテA→A ───▶ レセ電Bに ───▶ データ更新によりレセ電だけBに
```

次の4パターンの対応が考えられますが、それぞれに長短があります。

（1）電子カルテにおいて病名を修正入力
　○カルテとレセプトは相違しない
　×電子カルテの真正性という点は疑問

　電子カルテに登録があるすべての廃止病名や移行病名の修正が理想ですが、ボリュームから現実的ではありません。したがって、レセプト点検時に該当の病名を変更する方式が考えられます。それでも1カ月の受診患者対象だけでも膨大です。レセプトチェックソフトのエラー認識機能を活用し、病名を修正する方法もあるようです。
　電子カルテ本体を修正するため、カルテとレセプトは一致しますが「当時、医師が診断した病名を、さかのぼって修正してよいのか」という点は疑問です。

（2）電子カルテにおいて病名を自動修正する
　○カルテとレセプトは相違しない
　×電子カルテの真正性という意味では疑問

　修正プログラムによるカルテ記載の一括修正は、操作者や更新日時を記録できないため、電子カルテ三原則からはばかられます。システムベンダーの立場は、病院の指示と了承を前提にしても、「完全一致するにもかかわらず、ワープロ扱いになっている病名のコード化」が限界のようです。

（3）電子カルテはそのままに、レセ電算コードだけを自動的に修正
　○電子カルテの真正性は担保
　×カルテ病名とレセプト病名は一致しない

　カルテ自体の病名には一切手を触れず、病名データがレセ電に落ちる段階で、マスター変更によってレセ電コードを新病名コードに置換する方法。病名マスターのレセ電算コードを世代管理する機能が前提になります。未コード化病名対策としては有効ですが、カルテとレセプトの病名表記が異なる点が気になります。本対応をとる場合は、殊更マスター管理は病院責任である点をベンダーは強調したいようです（新旧病名が存在するのは病院責任ではないのですが）。

> **(4) 電子カルテはそのままに、レセ電算コードだけを手動で修正**
> 　○電子カルテの真正性は担保
> 　×カルテ病名とレセプト病名は一致しない
> 　(3)と同様ですが、マスターの世代管理ではなく、毎月の実際のレセ電データ内のコードを新旧置換させる方法です。コードにどのように置換処理をかけたか、後々管理が困難といった点が短所といえるかもしれません。

　「標準傷病名マスターの更新に対する、適切なレセ電の未コード化対策」を、どこも正解を示していない点が本件の課題です（システムベンダーも病院側マスターにまで責任を持ちたくないのが本音でしょう）。

　政府はレセプトの診療情報を分析・評価することで、健康管理につながるさまざまなサービスを生み出し得ると考えています。このために、すべての健保組合や国保などの保険者に対し、加入者の受診データの分析と評価を導入し、加入者の病歴予防に取り組むように求めています。レセプト情報分析のキーとなるのは病名であることは間違いなく、各病院の行うべき病名管理手法が、具体的に提示される頃合いではないでしょうか[4]。

---

4) 現在の日本の医療費は40兆円ほど。1％でも健康予防サービスに振り向けられれば、4,000億円の新たな市場が生まれるとする（首相官邸「成長戦略第3弾スピーチ」より）。
　一方で、健保組合の一部は、加入者に後発医薬品への変更を指導するため、レセプト分析を専門業者に委託しているが、委託を受けた業者がさらにレセプトを匿名化し販売するビジネスが広がり、規制も検討されている。

終わりに

　最後に、病院事務職員の担当する「トラブル対応の意味」でまとめとさせていただきます。

■コア事務職員こそ

　今日、外来受付の多くは外部委託が進行し、レセプトも電子化されました。このような状況変化から、今後病院のコア事務職員が活躍すべき業務として、経営戦略・企画業務が挙げられます。経営戦略は病院の理念実現に不可欠です。

　しかし、私は考えます。「医療トラブル対応」も、コア事務職員の欠かせない職務の一つではないでしょうか、と。なぜならば、医療トラブル対応は今後も絶対に（ご同意いただけると思いますが）消滅しないでしょう。したがって、病院運営にとって不可欠の仕事であり、しかも万人ができるものでもなく、事務職員にとって今後ものがれることのできない分野だからです。難しい仕事は、価値のある仕事です。

　さまざまな患者さんの訴えに対して、臨機応変な説明をするためには、自院を知ることに加えて、あらゆる知識（クレーム対応、医療紛争全般、リスクマネジメント、顧客満足、医療メディエーション、コミュニケーションスキル、交渉論、さらに人の感情を相手にする仕事ゆえの「人の理解」といったもの）が必要です。こうした知識の習得

は、終わりのない深遠なものではないでしょうか。

■それでもつらいトラブル対応

　こうした知識やノウハウを積んでも、トラブル対応は人の嫌がるつらい仕事です。トラブル対応で最もつらいこと。それは、突然トラブルに巻き込まれ、悪い感情をぶつけられることです。突如として罵声を浴びせられ、怒り狂う患者さんに対応しなければならない。だれでもトラブル対応は苦手であり、足がすくむ場合もしばしばです。

　こうした状況で心の平静を保ち、毅然と対応するためには、気持ちの備えとして「常にトラブルを予想し、トラブルの渦中に置かれることを想定する」しかありません。

　あらかじめ「クレーム電話を取り、応答を録音され、面談しては罵倒され、恨みのこもった手紙を内容証明で送達され、調停、訴訟、土下座を要求され（もちろん断りますが）、さいなまれる自分を予想する」ことで、いざというときに遅れを取ることがなく、対応できる態勢が取れるのではないでしょうか。これがトラブル対応の現実です。

　「今日は何もなくて平和」で終わればよいですが、現実は残酷で、おだやかな日ばかりが長くは続きません。「いつ何時、何があっても、遅れなく対応する」気持ちを持ち続けるには、常に呻吟する自分を想像し、「先に文句を言われておく」ことで、あらかじめ覚悟を決める必要があります。慰め・癒やしはその場では助けてくれません。

　つらいときこそ、人の本質が現れます。決して見ないふりをして背を向けてはなりません。申し立てる相手も、逃げ腰の相手にはさらに厳しく迫ってくるのです。人の嫌がる仕事から逃げる人物は、病院内で信用されません。トラブル解決にも「チームの力」が欠かせません。

　強く心を保っても、なおもつらいことが多いこの仕事の悩みに、先

達の言葉がその答えを与えてくれています。私にとって心の支えになっている金言です。

> 「『随所に主となれば、立所皆真なり』という言葉があります。どんないやな仕事であれ、自己の業務としてとらえ、主体性を持って取り組めば、逆に、つらい業務から自分にしかできないという自己の存在意義を感じることができ、それが天職となって、自分が主役になる可能性があるのではないでしょうか。また、この業務ほど、人の役に立つ仕事はないかもしれません」
> （竹田綜合病院参与　大塚敏久氏）

医療トラブルは医療現場に医療行為とは異なる緊張を発生させるため、医療スタッフの注意散漫や意欲の低下につながる可能性があります。

すなわちトラブル対応は、医療の質や安全に直結する「人の役に立つ」大切な仕事なのです。

■感情労働

病院トラブル対応の難しい点は、個体差が著しい「人体」が対象のため、損害の回復が困難な点にあります。「買った商品の交換」と同様な対応はできません。このためトラブルの多くは100％円満な解決も、どちらかが100％正しい・悪いといった線引きもできないことが多く、終了には「お互い鉾を収める」ことが最後には必要になります。

そのためには、トラブルを拡大させない能力としての「共感力」が、私たちには欠かせません。共感力をつけて患者さんに、「何となく話の分かる人」という雰囲気を感じていただく方法を、常に考え続けるのが日課です。法律知識や対応技術があっても、頼りすぎると逆にう

まくいかないこともあります。相手はもちろん本気ですから、こちらも本気で応えるという誠意を、しかも「相手に伝わるように伝える」ことが欠かせません。

このように、病院トラブルでは「対応者が自分のために親身になってくれること」が解決のための重要なポイントです。これは「他人の愁いを見ては　即ち自らともに患うべし」『実語教』と書かれる、いわば不変の真理です。対応責任者にはこれを繰り返し行うという、単純労働でも知的生産でもないいわば「感情労働」を、前向きにコントロールする能力が求められています。

■乗り越えられる

私が今の仕事を担当しはじめた頃のことです。こんなふうに書いていました。

「お笑いになるかもしれませんが、病院情報システムの自分の住所はすべて架空のものに変更、電車ホームでは一番前に立たないなど、被害妄想的な生活に陥りました。朝、電車で行きかう人の顔が病院で延々と苦情を申し立てる患者さんと重なり、夜は未解決トラブルにどう対応するべきか、悶々としていました。自分の仕事も病院には必要と思ってはみるものの、連日のように浴びせられるクレームに気持ちは沈みがちで、気がつけば、鏡に映る顔に剣呑な雰囲気が宿っています」

あるとき、思い悩む私の顔を見かねたのでしょうか、損保会社のベテラン課長から、こんなアドバイスをいただきました。「いろいろな案件をずっしりと両肩に乗せる人は潰れてしまいます。自宅になにも持ち帰らないのではなく、トラブルを片方の肩にそっと載せるくらいの気持ちで心のさざ波と付き合うことが、この世界で長く働くためには必要です」。

この言葉にうなずかれる方も多いのではないでしょうか。おかげで今は、明日待ち受けている厳しいやり取りをイメージしても、何とか夜は寝られることも多くなりました。

　トラブルは読者のみなさん個人に、降ってわいてきたわけではありません。私も恵まれた先輩・上司や同僚・部下に加えて、心強い弁護士・保険会社・開設母体の方々に囲まれ、おかげで今までなんとか過ごして参りました。関係者で悩み、意見を出し合い、知識と胆力をもって対応すれば、必ず解決します。

　難しい案件や厳しいやりとりに直面されたとき、どうか思い出してください。みなさんの周りにも必ず頼りになる職場の方々がいらっしゃるはずです。そして、今までさまざまな厳しい意見をいただいた患者さんやご家族とのつらかった経験の一つひとつが、糧になっていないわけがありません。

　あなた（と病院）を見舞ったトラブルは、「もうあなたなら、これくらいのことは乗り越えられる」からやってきたのです。

　数年前、退職される看護師さんから一筆箋をいただきました。今も大切に保管し、臆したとき、迷ったときに読み返しています。

いつも大変な出来事から守って頂いて
ありがとうございました。

皆様に守って頂いていると思うと
とても心強く対処していけました

お忙しい業務の上、ご心労も多いこ
とと存じますが、お身体に気をつけて
ご活躍下さいませ。

ありがとうございました

　　　　　内村朴年

〈著者略歴〉

北澤　将（きたざわ　しょう）
1966年生まれ
國學院大學文学部史学科卒業後
1990年　虎の門病院　事務部入職　医事課配属
1996年　外来管理課第一係長
2000年　医事課保険係長
2003年　企画課長
2008年　医事課長
2010年　事務部次長（医事分野）で現職

　本書は、産労総合研究所附属医療経営情報研究所が発行する月刊誌『医療アドミニストレーター』2010年4月～2015年3月号に掲載した連載「病院を守れ！存続こそ最大の使命―管理運用の知恵袋」に加筆・修正を加えて1冊にまとめたものです。

今日の患者トラブル、対応とリスク管理の心得

2015年6月28日　第1版第1刷発行

著　者　北澤　将
発行者　平　盛之

発行所　㈱産労総合研究所
出版部　経 営 書 院

〒112-0011
東京都文京区千石4-17-10　産労文京ビル
電話 03(5319)3620　振替 00180-0-11361

落丁・乱丁はお取替えいたします　　印刷・製本　勝美印刷
ISBN 978-4-86326-196-9